すべての病気の根本に
動脈硬化あり

耳鼻咽喉科専門医が自ら被験者となって
動脈硬化を完全克服した治療研究日誌

土田 博夫

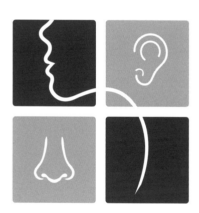

東京図書出版

目次

序　章	はじめに	3
第1章	すべての病気の根本は動脈硬化	7
第2章	なぜ、耳鼻科医が動脈硬化症を治療？	25
第3章	真剣に取り組んだ別の理由	40
第4章	めまい、ふらつきとの関係	65
第5章	感音難聴との関係	84
第6章	脳梗塞との関係	112
第7章	くも膜下出血との関係	114
第8章	動脈硬化症の正体と解決数値	117
第9章	動脈硬化症が関係するさまざまな症状及び疾患の解説	157
終　章	あとがき	247
	参考文献	251

序　章　はじめに

☑ 当院での動脈硬化症を完全に回復させる目標値
- LDL コレステロール値
  （悪玉コレステロール）　　　　80 mg/dl 未満
- 最高血糖値　　　　　　　　　120 mg/dl 未満
  　　　　（HbA1c に換算すると5.1％以下）
- 中性脂肪値　　　　　　　　　150 mg/dl 未満
- 血圧　　　　　　　　　　　130/80 mmHg 未満

　特に、赤文字で示した LDL コレステロール値と血糖値が非常に重要です。
　もうひとつ、私が発見した動脈硬化症に影響を与える重大な点があります。
　それは、生まれつき人間の血管には4種類あるという事実です。
　さらに付け加えると、血管の左右差です（詳細は「第4章　めまい、ふらつきとの関係」で述べます）。

(1)　末梢血管が生まれつき太く、夏に拡張しやすいタイプ
(2)　末梢血管が生まれつき細く、冬に収縮しやすいタイプ
(3)　末梢血管が温度変化に敏感で、夏には拡張しやすく、冬には収縮しやすいタイプ
(4)　夏も冬も温度変化を受けず末梢血管の太さが一定であるタイプ

この４種類の血管のタイプにより、めまいや耳鳴りをはじめとした各種疾患において、行うべき治療内容を変えないと対処できないことがわかってきました。

　私が血管パターンの違いに気づいたのは、めまい治療を行っていたときでした。患者さんによって明らかにめまいを頻回に起こす季節が異なるのです。夏に頻回にめまいを起こす患者さん、冬に頻回にめまいを起こす患者さん、夏も冬も頻回にめまいを起こす患者さん、夏も冬もほとんどめまいを起こさない患者さんがいることがわかりました（図１）。

　ここでわかったのが、夏にめまいを起こしやすいのは生まれつき血管が太く、夏に血管が異常に拡張するタイプの患者さん、冬にめまいを起こしやすいのは、生まれつき血管が細く冬に過度に血管が収縮しやすいタイプの患者さん、夏も冬もダメな方は、夏には血管が拡張しやすく、冬には収縮しやすいタイプ、またどの季節でもほとんどめまいを起こさない患者さんは、一年通して血管の太さが一定に保たれるタイプの方です。

　この考えにたどりついたのは、当院での患者さんの血糖値測定の時です。簡易血糖値測定時に私が患者さんの人さし指から少量の血液を採取しますが、その時の患者さんの血液の出方が４つの血管パターンでまるで違うことに気が付いたのです。この季節の好みが、末梢血管の太さと関係が深いことに気が付いたのです（図２）。

　このことをヒントに、私は驚くべき重大な発見にたどりつきました。それは生まれつき、あるいは遺伝的な疾患を除く

序章　はじめに

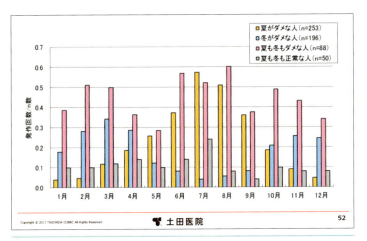

（図１）血管パターンによるめまい発作回数（症例数：587例）

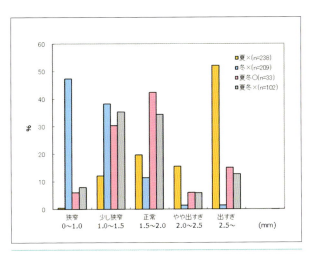

（図２）血管パターンと季節の好みの整合性（症例数：582例）

ほとんどすべての病気に、この血管のパターンと動脈硬化症が深く関係しているという事実です。

　では、いかにして耳鼻咽喉科の一開業医が、動脈硬化症を改善するための数値と血管パターンにたどりついたのか？
　それをこれからゆっくりとお話ししていきたいと思います。

第1章　すべての病気の根本は動脈硬化

はじめに

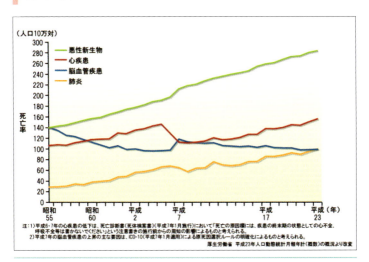

（図３）日本人の主な死因
厚生労働省「平成23年人口動態統計月報年計（概数）の概況」より改変

　図３は日本人の死亡原因についてのグラフですが、悪性新生物（がん）、脳心血管疾患（脳梗塞、脳卒中、心筋梗塞など）、肺炎が死亡の主因を占めています。このことはみなさん、よくご存知のことと思いますが、なぜ初めにこのグラフを示したかと言うと、これらの疾患の根本原因が全て動脈硬化症であるということからです。

どうして私がそう判断したのか？　またどうすればそれらを克服できるのか？　についてこれから詳細に報告したいと思います。

第1
動脈硬化症の判断基準

みなさんは、なるべく健康で、いつまでも元気に長生きしたいと考えておられると思います。それを実現するためには、動脈硬化症を防ぎ、何の詰まりもない、やわらかくきれいな血管状態を保つ必要があります。

それでは、どのような数値になった場合に「動脈硬化症」と判断されるのでしょうか？

動脈硬化症かどうかについては、私はLDLコレステロール値と最高血糖値、中性脂肪値と最高血圧によって判断します。

冒頭でも紹介した通り、私の自分の体を使った研究によると、動脈硬化症を防ぎ、人間が健康的に快適に生活するための、適正な数値は以下の通りです。

- LDLコレステロール値
  （悪玉コレステロール）　　　　80 mg/dl 未満
- 最高血糖値　　　　　　　　　　120 mg/dl 未満

（HbA1cに換算すると5.1％以下）
- 中性脂肪値　　　　　　　　150 mg/dl 未満
- 血圧　　　　　　　　　　　130/80 mmHg 未満

いかがでしょうか？　過去に受けた血液検査の結果と、比較してみてください。

上記を超える場合、「健康に長生きする」という目標を達成するのが難しくなるかもしれません。また、生きることはできても、さまざまな疾患を起こして、体調不良に悩まされるリスクがあります。

上記の基準をごらんになって「普段の健康診断では問題ないと言われているのに、どうして？」と感じる方がおられるかもしれません。確かに日本の健康診断では、上記の数値よりも高くても、「正常値」の範囲内と判断されているので、多くの方が上記の基準を満たしていなくても「健康」と判断されます。

それともうひとつ大切なことは、大きな疾患でも経験しない限りほとんどの方は、「自分は健康である」という過信があることです。

なぜなら動脈硬化症はゆっくりと進行してしまうので、体がそれに慣れてしまい、本人が気付きにくいという特徴があるからです。逆に述べると動脈硬化治療が完成すると、いかに以前の自分の体がしんどい状態であったのかがわかるということです。

この感覚は実際に当院で動脈硬化治療を完成された患者さんしかわからない感覚だと思います。それぐらい自分の体の健康状態は自分ではわからないということなのです。

　例えば、後に述べますが、めまい、難聴は明らかな動脈硬化疾患です。
　ここで少し患者さんの例を挙げてみましょう。当院へは少しめまいがするという症状で患者さんがよく来られますが、血圧が高めくらいの所見であまり体調に問題はなさそうであっても、いざ血管年齢を測定してみると血管年齢が100歳を超えている、というような例はよくあることなのです。当院の説明を受けて患者さん本人はかなりびっくりされます。しかし、これが現実です。非常に危険な状態です。
「定期健診もきちんと受けていて、それでも心配だから人間ドックも受けている。診察を受けた医師からは、少し血圧が高めですが、血液検査は異常がないので、すこぶる健康ですね。といつも言われている。どうしてこんなことになっているのか？」と多くの患者さんがおっしゃいます。
　当然、いぶかられる患者さんが多いのですが、動脈硬化症という病気は一番大切な病気にもかかわらず、それぐらいわかりにくく、診察がむずかしいことをご理解していただきたいのです。ですからこの本を執筆しようと思い立ったのです。
　それと、もうひとつ述べたいのは、日本の健康診断の基準は、かなり甘いということです。本来であれば、もっと厳しくしないと健康を維持することはできません。

第 1 章　すべての病気の根本は動脈硬化

　アメリカでは、すでに動脈硬化症がある方は LDL コレステロール値の基準が 70 mg/dl 未満となり、最近では 55 mg/dl 未満まで下げられています。
　私自身も、過去には LDL コレステロール値が 180 mg/dl ありました。
　その後、自分の体を実験材料として研究を重ねて治療を続けていった結果、約 8 年前から LDL コレステロール値に関しては 50 mg/dl くらいにコントロールすれば良いことを自分の体を通して実感しています。

　LDL コレステロール値が高かった頃の私は、脳梗塞の家系もあって周囲から長生きできないかもと言われていました。
　現在の私は、すでに 60 歳を超え、体調も良く体に何の問題も無く、何不自由なく快適に生活ができています。以前はしんどくて登山など、とんでもないと考えておりましたが、元気になった現在では、家内の趣味もあって頻繁に登山に行っています。最近、登った山は滋賀県の百名山である伊吹山、また信州を中心として燕岳、乗鞍岳、白山、唐松岳、立山（雄山、別山）、木曽駒ケ岳、それ以外では北海道の旭岳、黒岳、羅臼岳、それに屋久島の縄文杉トレッキングなどです。これからもずっと登山を続けていきたいと思います。登れば登るほど体力がついてきて、もっと上級の山へと登りたくなります。楽しくて仕方がありません。以前、私の体調が悪かった時に乗鞍岳に登ったら、低酸素で息切れがして 10 歩も進むと胸が苦しくて、頻回の休憩を取りながら登った

記憶がありますが、治療が完成した現在では3000ｍ級の山へ登ってもほとんど平地と変わらなく動けてほとんど息切れしなくなっていることに気が付きました。おそらく慣れもあるのでしょうが、肺の血流が良くなり酸素の取り込みが良くなって酸素不足になっていない可能性も十分にあると考えています。

> **重要ポイント！**
> ## 健康寿命と平均寿命の違い、ご存知ですか？

　日本人は、世界的に見ても平均寿命が長いですが、本当に健康に長生きしているのでしょうか？　実はそうでもないのです。

　それは、日本人の「健康寿命」と「平均寿命」を比べてみると、わかります。

　健康寿命とは、「健康に生きられる期間」です。平均寿命が長くても健康寿命が短いということは、病気にかかるなど健康ではなくなった後に生きている期間が長いことを意味します。

　それでは、みなさんは日本人の健康寿命と平均寿命がどのくらいになっているか、ご存知でしょうか？
　2010年の厚生労働省の発表によると、日本人の平均寿命は、男性で79.6歳、健康寿命は70.4歳です。健康でない年

数が9.2年あるということです。女性の場合は、平均寿命が86.3歳、健康寿命は73.6歳です。健康でない年数が12.7年もあります。

　諸外国では、健康でない年数はだいたい７年程度までですから、日本人の寝たきりリスクがどれだけ高いかがわかります。つまり、日本人は単に平均寿命が長いだけで健康に長生きができているわけではないのです。
　この原因は心筋梗塞や脳梗塞による動脈硬化疾患のために体が不自由になることと、もう一つは関節や骨を含めた整形外科的疾患によるものが多いのです。整形外科的疾患としては骨折によって体の自由が利かなくなることや、関節の変形や痛みのために自由に動けなくなったということが大きな原因となっています。後ほど述べますが、この整形外科的疾患も動脈硬化症が重大な原因として潜んでいることが当院の調査でわかってきています。

　私は、元々、こうした状況を憂えていました。また、自ら動脈硬化症の家系で30代後半から体調を崩して、不安神経症やうつ病を患い、めまいや不眠に悩まされて、まさに身体がぼろぼろの状態となった経験から、人間が本当に健康的に長生きできる方法を自分の体を実験材料として研究してきました。
　そして、その結果として、まさに人が健康的に生きていくために必要な基本的な事実を発見したのです。
　それを、この本でみなさんにお伝えします。

人間の体調不良は、深刻なものも軽微なものも含めて、その多くが「動脈硬化症」によって発生しています。

　しかし、動脈硬化症といっても、世間では「治療が必要」とはあまり認識されていないため自覚のない方が多くいらっしゃいます。そこで、多くの方が「原因がわからない」などと思いながら漫然と動脈硬化状態を放置してしまいます。

　そこで、私は、そういった方々にも動脈硬化症の恐ろしさと、その改善による効果をお知らせし、みなさんに健康で長生きしていただきたいと思い、本書を執筆することを決意しました。本書を読み終える頃には、動脈硬化症というものの本体を自覚して、血管年齢若返りによる健康法の大切さを理解していただけるものと思います。

> **コラム**
> ## 健康診断では、死亡率は下がらないって本当？

　日本人は、健康診断を熱心に受けられる方が多いです。
　健康診断を受けていたら、何かあっても病気が発見されるので、病気にならずに長生きできるのではないか？

　そう考えられる方もおられるでしょう。

　しかし、残念ながら、健康診断によっては、死亡率は下がりません。このことは、2012年にイギリスの*BMJ*（『ブリ

第1章　すべての病気の根本は動脈硬化

ティッシュ・メディカル・ジャーナル』）という有名な医学雑誌に掲載された論文からも明らかになっています（参考論文1）。

　この論文では、18万人の成人を対象として、一般健康診断を受けて医師の指導によって何らかの治療を受けているグループと検診も何の治療も受けていないグループに分けて平均寿命を調べました。

　その結果、両方のグループの寿命にほとんど差がありませんでした。

　健康診断を受けて指導された通りの治療を受けていても、死亡率は下がらないのです。

　つまり、多くの治療が単なる対症療法にしかなっていないことを示しています。

　この論文の最大のポイントは健康診断が健康の診断に貢献していないこと、また、この検査の結果、逆に治療を受けることにより、支出される医療費が全く無駄になっていることです。論文の解説をされていた有名な医師が感想として述べられていました。

　疾患の多くの基本原因が動脈硬化症から引き起こされていること、また、その解決策である動脈硬化症の正しい基準値が全くわかっていないことがポイントです。

　このために多くの方の死亡率は改善されず、健康寿命も長くならないのです。

結果として、冒頭で紹介した基準を満たさないと動脈硬化症になってしまうので、いずれ人は健康を害することになります。
　ところが、紹介した基準を大幅に超過していても「健康」と判断されて動脈硬化症が見逃されてしまっています。それはなぜなのか？　現在でも動脈硬化症をきちんと正確に判断する医療技術がないからなのです。よって、動脈硬化症が原因となるさまざまな症状が発症してしまうのです。

　つまり、健康に長生きしたいと希望する場合、健康診断を受けて医師の指導に従っていたら良いということにはなりません。
　もっと別の対処方法、すなわち「動脈硬化症の適切な診断と根本的な治療」が必要となるのです。

第2
動脈硬化症によって引き起こされる症状及び疾患

　当院には、さまざまな動脈硬化症の症状で来院される方が多いのですが、その中で私が気になる症状をいくつか挙げてみたいと思います。一般的には気づかれませんが、動脈硬化症と密接な関係があることが当院の治療結果から明らかな症状です。
　めまい、難聴と動脈硬化症の関係については後で詳しく述べますので、それ以外の私が気になる症状や疾患について挙げてみます。

第1章　すべての病気の根本は動脈硬化

- 肩こり、首こり
- 頭痛、頭重感
- 手足、身体の冷え
- 不眠症、睡眠不足
- 手足のむくみ
- 過度の痩せ・肥満
- 徐々に血圧が上がってくる、急な血圧上昇
- 不整脈
- 扁桃腺がよく腫れる
- 逆流性食道炎
- 関節の変形や痛み（線維性筋痛症を含む）
- 非アルコール性の肝機能障害
- 鼻出血
- 痔
- アルコールをやめられない
- 薬が体に合わない
- 皮膚のトラブル
- ハゲ、髪が薄い
- 花粉症、喘息などのアレルギー疾患
- がんや良性腫瘍
- 慢性の肺疾患（COPD、間質性肺炎、肺線維症など）

　上記のような症状を発症している場合、動脈硬化症の治療により、症状を大きく改善することができる可能性があります。
　当院は耳鼻咽喉科ですので、めまいや耳鳴り、難聴の患者

さんが多く、そういった方は、当院で動脈硬化治療を受けられると、上記の症状が良くなる場合が多いのです。

　これまでどこの医院に行っても「原因不明」と言われてあきらめていた方でも、すっかり症状がなくなることも多くあります。

☑例えば
　難聴、めまいが特徴であるメニエル病のむずかしいケースでも、動脈硬化症を治療すれば改善することができます。つらい症状をあきらめる必要はありません（私が経験した典型的なメニエル病の例を後で示します）。

　何らかの症状が「原因不明」と言われる場合、動脈硬化症が原因となっていることが多くみられます。

　また、当院で治療を受けられると、肩こりや不眠、冷え、むくみなどの症状も治まりますし、花粉症やアレルギーも軽減する可能性があります。頑固な痔の症状改善も可能です。
　当院の動脈硬化治療では、血圧や血糖値もコントロールするため血圧が高いと言われている方や糖尿病、糖尿病予備群の方にも効果的です。
　また、動脈硬化症は免疫系と深い関係がありますので、自己免疫疾患である筋無力症やベーチェット病などの難病に対してもかなりの効果を上げることが確認できています。もちろん動脈硬化症の代表的疾患である脳梗塞や心筋梗塞の予防

として、有効です。また、がんの予防や改善効果にもかなり期待が持てます。実はがんの発生も動脈硬化症と密接な関係があります。

現在、医師から「特に治療の必要はない」「動脈硬化症ではない」と言われていても冒頭の基準に照らして基準値より高い場合や、原因不明の各種の症状に苦しんでおられるなら、動脈硬化症を強く疑う必要がありますので、ぜひとも治療を行ってみてください。なぜなら検診では、動脈硬化症に特化した詳しい検査をまず行わないですし、仮にその検査で正常と判断されても、細かい血管の動脈硬化症を診断する技術は現在ありません。

また、これらの症状は当院の動脈硬化治療を行えば、ほとんど症状が消失してしまうからこそ言えることなのです。

これらの症状と動脈硬化症の関係については、後ほど詳細に説明します。

まず、本書の主題である動脈硬化症とめまい、難聴の関係、および日本人の異なる4つの血管パターンについて述べていきましょう。

第3
日本人の4種類の血管

■ 日本人には、4種類の血管パターンがある

冒頭でも触れましたが、私の提唱する動脈硬化症の治療を

実施するためには、日本人の4種類の血管について、まず知っておいてください。なぜなら患者さんの血管のタイプにより、取るべき対処方法が異なってくるからです。

　みなさんは、夏と冬、どちらが苦手でしょうか？　また、どちらが過ごしやすいと感じるでしょうか？

　　●夏が苦手という方
　　●冬が苦手という方
　　●夏も冬も苦手な方
　　●夏も冬も気にならない方

がおられると思います。そして、その感覚は、それぞれの

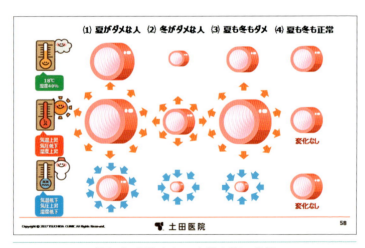

（図4）想像される末梢血管の状態

血管のタイプに関係するのです。
　血管には以下の４種類があります。

⑴　生まれつき末梢血管が太く夏に拡張しやすいタイプ
⑵　生まれつき末梢血管が細く冬に収縮しやすいタイプ
⑶　末梢血管が外的要因の影響を受けやすく、夏には拡張しやすく、冬には収縮しやすいタイプ
⑷　末梢血管が外的要因の影響を受けにくく、夏も冬も血流が一定であるタイプ

　これらのうち、夏に拡張しやすいタイプの方は、暑がりの方が多いです。
　暑がりの方は、元々、血管が太いのですが、夏になって気温と湿度が上がると、ますます血管が広がってしまいます。すると、血液が足元に下がって頭部の血流が少なくなってしまうので、内耳の血流が低下してめまいが起こってしまいます。そこで、夏になると頻繁にめまいや立ちくらみを起こしますが、冬は低い気温と湿度の低下のせいで血管が収縮して血液循環が良くなり、頭部に十分な血流が保たれるため、めまいを起こすことがあまりありません。

　一方、冬が苦手な寒がりの方は、元々、血管が細いのですが、気温が下がり湿度が低下する冬にはいっそう血管が収縮してしまいます。すると、脳の血管も収縮して内耳に血液が届かなくなるので、めまいを起こしやすくなります。そこで、このタイプの人は、冬になると頻繁にめまいを起こしま

すが、夏にはあまりめまいを起こしません。むしろ細い血管が広がりますので血流が良くなり体が楽になってきます。

　夏も冬も苦手な方は、夏の暑いときには血管が拡張してしまうので、血液が足元に下がってめまいを起こしますし、冬の寒いときには、過剰に血管が収縮してしまうので、内耳に血流が届かなくなってめまいを起こします。つまり、気温、湿度、気圧の変化でいつも血流が変化するのです。そのために夏も冬も苦手な方は、年中めまいを起こしやすくなってしまいます。非常に気の毒な方です。

　一方、夏も冬も平気というタイプの人は、ある程度血管が太く、気温や湿度による影響を受けません。そこで、一年を通して頭部に安定的に血流が保たれるため、めまいを起こしにくいのです。幸せな方です。

■ めまいと天気の関係について

　このように、血管にタイプがあると考えると、「めまいと天気の関係」も理解しやすくなります。
　一般的に、天気が悪いとめまいを起こしやすかったり、季節によってめまいを起こしやすくなったりする人がいることは、広く知られています。ただ、天気がめまいに及ぼす影響については、科学的に証明する理論的指標（パラメータ）がはっきりとしていなかったため、過去の論文を調べても全く報告がありません。

第1章　すべての病気の根本は動脈硬化

　そこで著者が発見したこの血管パターンの違いによって、季節や天気によるめまいの起こしやすさが科学的に解明できたわけです。

　それゆえに動脈硬化症の治療を行うときには、この血管パターンを正しく把握することが必須です。

　血管のタイプを無視して、一年中、同じように投薬などによる治療を続けていても、効果が上がらないことが予想されるからです。
　それどころか、ときには身体に対する危険が発生するおそれもあります。
　つまり、血管パターンだけでもさまざまな症状が出るのに、その上に動脈硬化症が加わるとさらなる症状が起こりやすくなってくるのです。
　例えば、生来、血管が太い高血圧の方に血管拡張作用の強い降圧剤を出すと、ますます血管が広がり足元へ血液が行ってしまうために脳の血流が少なくなり、めまいの症状が悪化したり、最悪、脳梗塞を起こしたりする危険性もあるのです。
　このことは動脈硬化症のひどい老齢の方が熱い風呂へ入って立ち上がる時に血液が下に下がって脳梗塞を起こすパターンとよく似ています。
　そこで、当院では高血圧の患者さんに降圧剤を処方する場合、それぞれの患者さんの血管パターンによって処方を全く変えています。また、季節に応じて処方を変えたり、その量

を調節したりしています。これも血管パターンの理解があるからです。

　適切な治療を施し、効果を上げるためには、患者さんそれぞれの血管のタイプを把握して、季節ごとに異なる方法で治療を継続する必要があります。

　この意味で、本書にて私の提唱する動脈硬化症の治療法を素人の方や知識のない医師が、見よう見まねで行うことは、大変危険なものとも言えます。
　逆に言うと、私はこれらの血管のタイプと正しい対処方法について即時に判断できるため、たいていのめまいには十分に対応することができます。

　以上のように、私は医師としての調査結果から人間が快適に健康に生活していくために適正なLDLコレステロール値や血糖値を明らかにするとともに、日本人の血管の４種類を正しく把握することに成功しました。
　このことで、ほとんどあらゆるケースにおいて、めまいをはじめとした各種の身体の異常に効果的に対応できるようになりました。

　それでは、私がなぜ、このような数値や血管の種類に注目するようになったのか？
　次の章では、そのあたりを詳しく説明しようと思います。

第2章　なぜ、耳鼻科医が動脈硬化症を治療？

第1
めまい、難聴に大きく影響している動脈硬化症

　私は耳鼻咽喉科の医師です。

　研修医時代にお世話になった先生の専門分野の関係で、耳鼻咽喉科の医師として診療に携わることとなり、**当初からめまい、難聴を専門として治療を行ってきました。**

　しかし、長年の経験から言うと、めまい、難聴関係の薬、治療法、検査法に関しては、現在においてもあまり進歩がみられていないというのが残念ながら事実なのです。

　確かにCTスキャンの解像度は格段に進歩いたしましたし、MRI検査も導入されて画像診断も発展しています。しかし、そのことと学問的な進歩とは全く別物です。

　例えば、投薬においても、めまいの薬のセファドール、メリスロン、ドラマミン、メニエル病の内リンパ水腫軽減の目的で使われるイソバイド、めまい発作時や突発性難聴に使用されるステロイドなどは、私の研修医時代からすでにあったものが、今でも継続して利用されている状況です。

　ただ、動物実験による内耳と動脈硬化症の関係についての研究は、1980年代に日本でも盛んに行われ、一定の成果が上がっています。私自身も研修医時代から、めまい、難聴には動脈硬化症が大きく関係していると考えておりました。

しかし、当時はコレステロール値や血糖値に関するいいお薬ができていませんでしたから、その効果を試すことができずに研究は立ち消えになってしまったのです。

　みなさんもご存知の通り、以前から動脈硬化症の原因は、高血圧、コレステロール、血糖値（糖尿病、食後高血糖も含む）と言われています。最近になって、コレステロール、血糖値の優れた薬が相次いで開発されたため、心血管領域の動脈硬化症では、かなりの改善が認められるようになりました。しかし、それでも、完全に動脈硬化症の克服ができているわけではありません。このことは、心筋梗塞や脳出血、脳梗塞が完全には撲滅できていないことからも明らかです。

　一般の臨床においては、以下のような基本的なことがわかっていないのです。

- どこまでコレステロール値を下げたらよいのか？
- 血糖値はどの辺まで下げればよいのか？
- 血圧はどのレベルがよいのか？

　実は、一般医療では現在でも全く暗中模索の状態なのです。

重要ポイント
現在でも動脈硬化症は、克服されていない

動脈硬化症は、長年の研究にもかかわらず、完全には克服

されていません。

「**本当にそうなのか？**」

と思われる方はインターネットでメディカルサイトにアクセスして世界中の論文を検索されればわかると思います。
　現在でも動脈硬化症の完全克服に関する論文は、全く一つもありません。私は、過去から現在にかけて毎日論文を検索していますから明らかです。
　しかし、**当院では約８年前に、この動脈硬化症を完全に克服する方法にたどりつき**、このことは2014年（参考論文２）、2015年（参考論文３）に論文として発表しています。
　結論から述べますと、動脈硬化症の原因は血圧、コレステロール、血糖値です。
　その中でも特に大切なのが、LDLコレステロール値と血糖値です。
　私は、自らの体を使っての試行錯誤の結果、この基本となる数値を見つけたのです。そして、この発見を以前から私自身が気になっていためまい、難聴の治療に応用しようと考えました。

第２
コレステロールと血糖値、血圧について

　ここで簡単に、コレステロールと血糖値の数値や血圧のメカニズムについて簡単に説明をしておきます。

■コレステロールと中性脂肪

　コレステロールに関して以前は「総コレステロール値」という数値が健診において採用されておりましたが、現在ではその中でもいろいろな役割を果たすコレステロールの存在が詳細に判明していますので、その解説をします。

　テレビやネットなどで頻繁に報道されているので、かなりたくさんの方がおわかりと思いますが、コレステロールは「LDLコレステロール（いわゆる悪玉コレステロール）」と「HDLコレステロール（いわゆる善玉コレステロール）」に分けられます。

　LDLコレステロール値が上昇してくると血管内に蓄積をして炎症を起こしたり、血管内に狭窄を起こしたりして、狭心症や心筋梗塞、脳梗塞などの原因になると考えられています。だから悪玉と呼ばれるのです。

　一方、HDLコレステロールは善玉と言われています。善玉と言われるのは、このコレステロールには、血管内にたまった悪玉コレステロールによる血栓を取り除く作用があるからです。
　そして、もう1つ**「中性脂肪」**があります。これもコレステロールの仲間で、数値が高すぎると動脈硬化症の大きな原因となってきます。

☑ 総コレステロール値の簡単な換算法

　　総コレステロール値 ＝ LDLコレステロール値＋HDLコレステロール値＋中性脂肪値÷5

で計算できます。

　以前は、総コレステロール値が高いと問題だと言われてきましたが、総コレステロール値が高いケースでも、中性脂肪値が高い場合やHDLコレステロール値が高い場合もあります。総コレステロール値だけでは、必ずしもその方のコレステロールの詳細を示すわけではありませんので最近はあまり使われなくなりました。

■ 適切なLDLコレステロール値とは？

　問題なのは、LDLコレステロール値が高い場合です。

☑ 当院でのLDLコレステロールについての目標値

　　●「80 mg/dl 未満」

　かつて日本の動脈硬化学会のガイドラインでは、LDLコレステロール値が140 mg/dlを超える場合は120 mg/dl未満を目標にするように言われておりましたが、これでは不十分ということになり、最近のガイドラインでは、**明らかな動脈硬化症のケースでは70 mg/dl未満を目指すべきだと変わって**

きています。
　また、最近、LDLコレステロール値がそんなに高くなくても薬でLDLコレステロール値を下げると動脈硬化症に効果があるとの報告もなされてきており、日本でも少し前とかなりコレステロール治療に対する考え方が変わってきていることを私自身がひしひしと感じています。8年前に私が述べたことがようやく理解されてきたのでしょう。

■動脈硬化指数について

　健診などのコレステロールの検査値といっしょに「動脈硬化指数」が記載されている場合があります。これについて、現在でも「LDL/HDLの比が1.5を超えると良好ではない」と書かれている例があるかもしれません。

　しかし、HDLコレステロール値（善玉）が高い方は、多少LDLコレステロール値（悪玉）が高くても、動脈硬化指数が1.5以内に収まってしまう場合があります。このことは大きな問題なのです。結局はLDLコレステロール値が高いことを許してしまうからです。
　そこで、最近当院ではこのLDL/HDLの比をあまり参考にしていません。

■ HDLコレステロール（善玉コレステロール）について最近の研究で判明したこと

では、どうしてこの数値を参考にしなくなったのか？　少し詳しく述べてみましょう。

もちろん、HDLコレステロール値が低いことは大きな問題です。動脈硬化症の家系ではHDLコレステロール値が低い方が多く、以前から動脈硬化症の危険因子であることは判明していました。
　私の経験からHDLコレステロール値が40 mg/dl台でもかなり問題があると考えています。さらに述べると40 mg/dl未満だとそれだけで動脈硬化症の大きな原因となり、当院では治療対象となります。治療対象と言ってもこの数値を上げる薬はありません。生活改善のアドバイスです。

　ところが、最近問題になっているのがHDLコレステロール値のかなり高い方なのです。
　実はHDLコレステロール値が高い方も、やはり問題があるのです。

　HDLコレステロールには種類があり、少なくとも4つに分けることができることが最近わかってきています。そのうち真の善玉は2つしかないようなのです。そのためその他のHDLコレステロールは、LDLコレステロールと同じく「血管を害する作用」を持っているリスクがあると報告されてい

ます。

　HDLコレステロール値が高い方は、この良くないHDLコレステロールが高い可能性があります。このことがLDL/HDL比が参考にならない理由となっています。

　血液検査の結果を医師に相談すると、**「HDLコレステロール値が高いので安心ですね」と言われることがありますが、これは「要注意」であると知っておいてください。**

　私の調査結果によると、HDLコレステロール値は50〜60 mg/dl もあれば十分です。

　当院にて動脈硬化症があってLDLコレステロール値が高い方の治療を行うときに、スタチン製剤（LDLコレステロールを選択的に下げるお薬）を投与するのですが、LDLコレステロール値だけではなくHDLコレステロール値も下がってしまう方が多いのです。スタチン製剤はHDLコレステロール値を少し上げる作用も持ち合わせていますから、この薬を投与して下がってしまうHDLコレステロールは、本来の善玉ではない可能性が高いのです。

第3
血糖値について

　次に、血糖値の話をしましょう。

第 2 章　なぜ、耳鼻科医が動脈硬化症を治療？

　血液検査を受けるときには**空腹時血糖値を測りますが、これだけでは健康の指標にはなりません**。空腹時血糖値がすでに高い人は、常に血糖値が高くなっており、糖尿病に近い状態の方が多いのです。

　もうひとつの血糖値の指標として出てくるのが「HbA1c」という数値です。これも割合と大まかな数値です。ヘモグロビンは赤血球の中の酸素を運搬するたんぱく質ですが、ヘモグロビンが高血糖にさらされると、変性してヘモグロビンA1c（HbA1c）という物質に変わります。つまり、HbA1cの検査では、この変性した HbA1c が血液中に何パーセント存在するかによって、おおよその血液中の血糖値を推測するものなのです。結局、推測にしか過ぎない数値だということです。

　ですから空腹時血糖値や HbA1c があまり当てにならないのがおわかりいただけるかと思います。動脈硬化症の厳格な治療のためには、この数値があてにならない例を第 9 章「知っておきたい『がんになりにくい血糖値』とは」の項で詳しく述べますので参考にしてください。

　これらの大まかな検査に対し、現在では「食後 1 時間以内の血糖値」が注目されるようになってきています。
　その理由は糖尿病にまだなっていない、食後の血糖値が一時的に高くなる患者さんでも心筋梗塞や脳梗塞を起こすことが明らかになってきているからで、この血糖値の上昇は血糖値スパイクと呼ばれるようになってきています。

では、その数値（食後の血糖値の数字）をどれぐらいにまで抑えるといいのか？
　まだ、現代医学ではわかっていないのが現状です。

　ここで当院は８年前に、すでに血糖値の目標数値にたどりついています。
　最高血糖値が120mg/dl未満です。 この結果、当院においては世間では治療がむずかしいとされているにもかかわらず、動脈硬化血管を完全にきれいにすることができるようになったのです。最高血糖値を120mg/dl未満にした理由については、後ほど詳細に説明します。

■動脈硬化治療には血糖値のコントロールがいちばん重要

　まず、血糖値について人間と他の動物を比較してみましょう。

　他の哺乳動物の血糖値は、概ね100mg/dlくらいであり、それ以上はあまり上昇しないことが判明しています。
　元々は、人間も同じようにできていると考えられますが、運動不足、ストレス、不眠、暴食などでどんどん血糖値が上がってしまっています。現に、世界中で糖尿病患者が相当な速度で増えており、大きな社会問題となっています。

「国際糖尿病連合」（IDF）の発表では、日本における糖尿病人口は、2015年は世界第９位、2017年は10位より下まわったものの依然として多く、総医療費は世界第５位となってい

ます。中国の最近の論文では中国人の成人の2人に1人が糖尿病の可能性があるとも発表されています。

　糖尿病は、がんや心筋梗塞、脳梗塞などの動脈硬化疾患、肺炎などの感染症などの重大疾患につながる基礎疾患です。それだけに医療に関しては大問題なのです。

　ちなみにこれらに挙げた疾患は日本人の死因の上位3つです。一般の方の死亡率に比べて糖尿病の患者さんの死亡率が高いことが、これでよくおわかりいただけると思います。

　血糖値に関しては、動物と同じく人間の場合にも80〜100mg/dlくらいが理想的なのだと思います。

　ただ、血糖値のコントロールは、そう簡単ではありません。LDLコレステロールに関しては効果のある薬が開発されているので、内服すれば1週間で目標値に持っていくことができますが、血糖値に関してはそういったことはむずかしいのです。聖人君子のような生活ができればいいのですが、現代人の生活様式ではそれは無理なことです。

　ですから、いくらいいお薬を内服しても、血糖値が簡単にすぐに下がるわけではありません。ある程度、炭水化物の制限も必要ですし、きっちりした睡眠時間の確保や適度な運動も必要です。

　糖尿病のように一度血糖値が悪くなってしまうと、元のきれいな血糖値に戻すためには医師も患者さんも大変な努力が必要となります。そのためには高血糖値に関しては、できるだけ早期のうちに治療を開始したほうが良いのです。

LDL コレステロール値が高いことも問題ではありますが、むしろ血糖値が高い方が動脈硬化治療には困難を伴うことが多いのです。

　アメリカでも最近では LDL コレステロール値よりも血糖値を重要視するようになってきています。

　ちなみに、最近のアメリカの一部では甘いペットボトルの飲み物やポテトチップスにはかなりの税金がかけられているようです。

第4
血圧について

　血圧に関しては、おおむね120/70 mmHg 以下くらいが理想ですが、その方の家系に高血圧の因子があるかないかで、大きく変わってきます。

　高血圧の遺伝的因子を持っておられる方は、いくら動脈硬化症をきれいにしても血圧が上がってしまうことがあるので、場合によっては、ある程度の降圧剤の投薬が必要です。

　その場合、当院では血圧の目標値を定めることが多いです。その数値以上に血圧が高くなると、血圧によって血管を傷めてしまうからです。

　一方、高血圧の因子がない方の場合、血圧は低ければ低いほど良いと考えています。

第2章 なぜ、耳鼻科医が動脈硬化症を治療?

　LDLコレステロール値も血糖値も頑張って当院の目標値へもっていく治療をされている方は、血圧もどんどん下がっていきます(家系に高血圧の因子がない場合)。

　例えば、私は高血圧の因子がないのですが、以前は動脈硬化症がひどく、血圧が130/86 mmHgくらいありました。ところが、治療を行った現在においては、収縮期の血圧が100 mmHgを切るようになり、体調が良いときは80/56 mmHgぐらいのときもあります。

「そんなに下がっても大丈夫なのですか?」と聞かれることもありますが、降圧剤を使って無理やり血圧を下げているわけではないので、大丈夫です。

　動脈硬化がとれて血管がきれいになり、血管内腔が広く

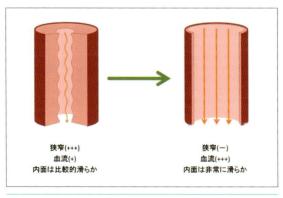

(図5) 動脈硬化治療による血管の変化

なったので、自然に血圧が下がっているのです。ちょうど子供のきれいで詰まりのない柔らかい血管を思い浮かべていただいたらわかります。血圧が低いと、それだけ血管にかかる圧力が少ないので、血管も傷みにくいですし、心臓が無理をして、高血圧に打ち勝って血液を全身に送ることもないので、心臓への負担も軽くなります。自然に血圧が下がって身体への負担が小さくなっているのですから、理想的な状態であると言えます。

　一方、ときおり血圧が低いと、体調が悪いとか立ちくらみがするとか、自律神経の機能が低下しているなどということが、さまざまな書物に書かれているのを目にします。しかし、それは明らかな動脈硬化症があって、全身の血流が悪い場合の話です。こういった状態で血圧が低いと、立ちくらみをはじめとして、体調が悪くなることは容易に想像がつきます。

コラム
「血圧が低いから体調が悪い」という勘違い

　当院には様々な疾患で患者さんが来られますが、実は血圧が高くなくても動脈硬化症がひどい方はおられるのです。動脈硬化症があれば、血圧がかなり上がりそうなものですがそういう場合もあるのです。医師は通念として自律神経が悪いなどと言って、自律神経失調症等の病名をつけますがこれは間違いです（以前の私もそうでした）。実際このような患者

さんの治療を行うと血圧が私のように80/50 mmHg くらいになってしまうのです。

　元々の血圧がかなり低い為に動脈硬化があっても低めの血圧にしか上がってこないのです。

　ですから動脈硬化が取れて体調が良くなって自然に下がった血圧は、無理をして血圧を上げる必要がありません。当院の治療を長く続けておられる患者さんの中には、収縮期の血圧が100 mmHg を切っている方が、年齢を問わず、たくさんおられます。そういった方々はみなさん、とても体調が良く、快適に生活しておられます。このように血圧が安定して容易に下げられるのは動脈硬化治療の効果があってこそです。

　一方、最近のアメリカの血圧の調査では、降圧の目標である140/90 mmHg 未満を達成できている患者さんは50％もいないということです。もちろん、降圧剤を飲んでもです。さらに年齢を重ねるごとにこの目標値の達成がむずかしいことが報告されています。

　これも動脈硬化症が改善されないと降圧剤だけでは血圧の治療はむずかしいということを端的に示しています。

　高血圧のいろいろな問題については、「第９章　動脈硬化症が関係するさまざまな症状及び疾患の解説」の中の「その６　血圧」の項で後ほど、わかりやすく解説しますので、そちらをごらんください。

第3章　真剣に取り組んだ別の理由

　耳鼻咽喉科の医師である私が、なぜ動脈硬化治療にこだわったのか？

　もちろん、以前から、めまい、難聴の原因は動脈硬化症であると考えておりましたので、それを解決して、めまいや難聴に苦しむ患者さんを助けてあげたい、という思いが強かったこともありますが、それだけではなく、私の家系にも理由があります。

　私の父は、多発性脳梗塞、重症関節リウマチ、肺がんを患い、56歳の若さで亡くなりました。祖父も60代で脳梗塞によって死亡していますし、叔父も60代で脳梗塞を患い植物状態となり、数年後に死亡いたしました。このように、私の家系は典型的な動脈硬化症の家系です。

　かくいう私も、30代後半からストレスに弱くなり、不安神経症、うつ病を患い、不眠、めまいにも悩まされました。過度のストレスから過食になり、50代初めの最もひどい状態のときは体重93 kg、血中 LDL コレステロール値が180 mg/dlを超え、血糖値も HbA1c が6.4%となり、ほとんど糖尿病に近い状態でした（なお、治療を継続した現在においては、体重73 kg、LDL コレステロール値は50 mg/dl、HbA1c が4.9%に落ち着いています）。

私の家族も私が父と同じ運命をたどり、50代で死亡するかもしれないと考えていたようです。

　私は、38歳のときに開業して、以後毎日多くの患者さんを診察しておりましたが、50歳近くになり、あまりの体調の悪さから、頻繁に休憩を入れないと診察ができない状態になりました。疲れも全く取れなくなって、医師を辞めようかと本気で考えるようになりました。
　その頃、私は従業員と一緒に毎年健康診断を受けるようになっていたのですが、健診に来ておられる先生から、私のLDLコレステロール値が高いことや、家系に脳梗塞があることなどから、「少しはコレステロールのお薬でも飲まれたらいかがですか？」という助言をいただきました。

　ただ、具体的に「どんな薬をどれだけ飲んだら良いのか？」「LDLコレステロールの目標値はどうしたらよいのか？」ということが全くわからなかったため、自分で国内や海外の論文を片端から調べました。

　結果、いくつかの論文において、「LDLコレステロール値を80 mg/dl未満にすると動脈硬化が改善した」とされていたのを見つけました（代表的な論文は、日本のCOSMOS STUDYです）（参考論文4）。
　ロスバスタチンというストロングスタチン薬を内服してLDLコレステロール値を80 mg/dl未満にすると、内頸動脈の血管の中膜、内膜の肥厚が軽減したという報告が行われて

います。

　とりあえず LDL コレステロール値は高いより低い方がよさそうですし、上記の論文からしても、どうせ下げるなら 80 mg/dl 未満にしようと考え、ストロングスタチン（体内の LDL コレステロール合成を抑制するお薬）を内服し始めました。なお、現在では LDL コレステロール値に関しては lower the better つまり、低ければ低いほどよい、という考えが定着しつつあります。

　コレステロールはそれで良いとしても、困ったのは血糖値や血圧です。これらについては、信頼できる論文が全くありませんでしたし、「いまだに世界中に全く存在しない」のが現実です。血糖値を専門に扱う学会、動脈硬化症を専門に扱う学会、高血圧を中心に研究する学会など数多くの学会がありますが、いずれも動脈硬化症の本質にたどりついていません。

　それどころか、

「本当に動脈硬化症が完全に良くなる LDL コレステロール値や血糖値の数値が存在するのか？」

　その答えすらわかっていないのが現状です。私は 8 年前に動脈硬化症の根本治療の数値にたどりついていますが、いまだに世界の一般医学ではこの数値が全くわかっていません。

私は、この数値にたどりつくまでにさまざまな処方を自分の体を使って試し、本当に動脈硬化症が良くなるのか、本当に目標値があるのか、それこそ死にもの狂いで研究を続けました。

　これにたどりつかなければ、自分自身が父、祖父、叔父と同じ運命をたどることがわかっていたからです。そうなると、大切な家族を置き去りにしなければならない可能性があったからです。

　ですから、この本は、『私の自分の体を使った動脈硬化症の治療研究日誌』とも言えます。

コラム
動脈硬化症が難聴の原因になっている研究は、すでに1960年代初頭に行われていた

　私は医師となってから、めまい、難聴を専門として治療を行ってきました。当初から動脈硬化症との関係に注目していたため患者さんには「動脈硬化症がめまい、難聴の大きな原因のひとつですよ」とお伝えしてきましたが、当初は誰にも信じてもらえませんでした。

　最近、ようやく、

「成人の難聴の原因は明らかに動脈硬化症である」

　と断言される専門の先生もマスコミなどに登場されるよう

になりましたが、以前は私がそのようなことを提唱しても、誰も見向きもしなかったのです。

ところが、動脈硬化症と難聴やめまいの関係に着目して論文を出されている医師が1960年代に既に存在していたのです。Rosen という医師で、親子二代にわたって論文報告をされています（参考論文5）。

当時はそれほど動脈硬化症に関して調べる検査手法も多くなく、公衆衛生学的研究の報告にとどまっていますが、それでも素晴らしいと思います。

Rosen の論文の内容を簡単に述べると、以下のようなものです。

- 心筋梗塞を起こす患者さんには起こさない患者さんと比べると難聴の合併が多い。
- 内陸部の肉食ばかりの民族は、海辺にいて魚介系の食事を摂っている民族に比べると難聴の比率が高い。
- 高脂肪を与える群と、脂質をあまり与えない群に分け、年月をかけて観察し、難聴の比較を行ったところ、高脂質を摂ったグループに明らかに難聴が多かった（当時の囚人を使った研究）。

以上の結果からすでに高脂肪食と動脈硬化症、難聴の関係が明らかにされていたのです。

第1
動脈硬化症の検査方法

最近では、動脈硬化症の診断技術が進歩したため、ある程度太い血管であれば、簡単に診断ができるようになっています。

ここでご紹介したいのは、ba-PWV という検査です。この検査では、腕と足首にパッドを巻き、上腕から足までの太い動脈の硬さ、狭窄、血管中膜、内膜の肥厚を血管伝搬速度として測定します。血管が硬くて詰まっていると伝搬速度が速くなります。一方、血管が柔らかく、狭窄もないと伝搬速度がゆっくりとなります。この性質を利用した検査方法で、かなり信頼がおけるものです。日本の動脈硬化学会も、この

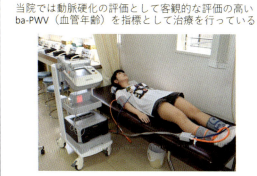

（図6）

ba-PWV 検査を推奨しています。
　そして、ba-PWV 検査により、人のおよその血管年齢がわかります。
（マスコミでも、この検査が頻繁に出てきているので、ご存知の方もおられるかもしれません）

　当院でも、いち早くこの ba-PWV による血管年齢測定機（オムロン製 BP-203RPEⅢ）を導入して、めまいや難聴の患者さんの診断や治療に利用するようになりました。
　この検査はあくまでも太い動脈の動脈硬化症の診断をするためのもので、内耳のような細かい血管の検査はできません。
　ただ、太い血管が動脈硬化症を起こしていれば、当然、細かい血管にも障害が発生しているはずです。むしろ先の細かい血管へ行くほど血管の詰まりはひどくなります。そこで、この検査の結果が有効な診断基準となります。

　当院にて、めまいや難聴で来られる患者さんにターゲットを絞り、ba-PWV で血管年齢を測定したところ、多くの患者さんは、血管年齢が実年齢より高いという結果が出ました。当院へ受診された700例以上の患者さんのデータによると、血管年齢が実年齢よりオーバーしている割合が72%となっています。
　つまり、めまいや難聴の患者さんの多くは、細かい血管だけでなく、すでに太い血管にまで障害が及んでいるということになります。

太い血管の動脈硬化症があると、いずれめまいや難聴だけでは済まなくなります。心筋梗塞、狭心症、脳梗塞、脳出血、くも膜下出血などの危険性が高くなってくるためです。

　この検査装置が有用なことは、一般の方にも知られてきているのですが、医療現場ではあまり使われていないのが現状です。当院が所在する滋賀県においても、あまり使用されている例を耳にしません。これは「血管年齢が高いことがわかっても実臨床では改善する方法がないのですから測っても意味がない」と考える医療機関があっても当然でしょうし、また、血管年齢を測定して、かなりオーバーしていることがわかっても根本治療法がないのなら、むやみに患者さんに不安を与えるだけだからです。

　しかし、当院では私の体を使って得られた研究成果をもとに、独自の動脈硬化治療法を行うことができます。その結果として血管が確実に若返り、血管年齢もそれに比例して改善します。
患者さんも症状の改善に伴って血管年齢が改善しそのことを実感し、治療に対するモチベーションが上がってきます。私の指導にきちんと従っていただければ、血管年齢は確実に実年齢に戻りますし、それだけではなく測定困難な細かい血管まできれいになることがわかってきました。
　難聴やめまいの患者さんは、めまいがなくなり、不安感から解放されるため喜ばれますが、当院の治療はそれだけにとどまりません。

内耳動脈の動脈硬化だけではなく、全身の血管の動脈硬化が取れるので、全身の血流が良くなり、血圧も低下して全身に十分な酸素や栄養が流れますし、全身にたまった老廃物も早く吸収・代謝されるので、体が非常に楽になります。

　動脈硬化が取れてくると、まず患者さんが言われるのが、「体が軽くなる、楽になる」「以前少し無理をすると疲れが取れなかったが、疲れにくくなった」「一晩寝ると翌日に疲れが残らない」ということです。そこで私が以下に挙げるさまざまな症状について述べようと思ったきっかけは、めまい、難聴の治療を行っている患者さんからの言葉でした。

「先生、最近花粉症が出なくなってきました」「頭痛が全く消えた」「喘息が止まりました」「皮膚がきれいになって今までの湿疹が全部消えました」「リウマチの関節炎が出なくなった」など。

　私が全く予期しなかった症状の改善を報告する患者さんがたくさん出始めました。
　医師として嬉しかったのですが、ではどうしてこのようなことが起こるのだろう？　ひょっとすると太い血管だけでなく細かい末梢の血管まで動脈硬化が取れているのではないか？　また、細かい血管がきれいになったとすると、どうして患者さんが言われるような症状が改善するのだろう？

　全く未知の経験と病気の原因を基本的に考え直す結果とな

りました。

　人間は基本的にそんなに優れた生き物ではありません。科学の分野で人間の思い通りの結果が得られるなど、まずありません。結果から理論を推測する、その一言に尽きると思います。この本に述べてあることは医師である著者があらゆる結果から動脈硬化症の理論を推測したに過ぎません。その結果を詳細にお知らせします。

第2
動脈硬化症があると、発症しやすい症状および疾患

　難聴、めまいは、動脈硬化症状のひとつとして、明らかな症状です。

　しかし、一般的に、めまいや難聴があるからと言って、動脈硬化症かもしれない、と考えることはあまりないのではないのでしょうか？
　同じように、実際には動脈硬化症がかなり進行しているにもかかわらず、ご本人が全く気づいておられない場合がほとんどです。

　それは動脈硬化症がゆっくりと進行するためです。よほど急激に動脈硬化症が進行して、狭心症、心筋梗塞、脳梗塞、脳出血などの症状が出ない限り、なかなか自覚しません。人間は良い意味でも悪い意味でも相当な適応能力を持ち合わせ

ているので、ゆっくり進行すると、体が慣れてしまって体調の変化に気がつきにくいのです。

　そこで、以下では、一般の方向けに「こういう症状があれば動脈硬化症が強く疑われますよ」という症状を述べていきたいと思います。ここで挙げる症状は、当院で行った動脈硬化治療症例（軽く1000例を超える）において、治療の結果、血管がきれいになったときに消失した、あるいはかなり改善した症状の一部です。これらの症例に基づいた正確な情報です。

☑ 動脈硬化症が疑われる症状一覧

めまい、難聴、重症感染症、アレルギー疾患（アトピー性皮膚炎、花粉症、慢性じんましん、慢性気管支喘息など、外耳湿疹など）、動脈硬化性疾患（脳梗塞、脳出血後遺症、心筋梗塞、狭心症、末梢閉塞性動脈疾患など）、自己免疫疾患（慢性関節リウマチ、重症筋無力症、慢性甲状腺炎、ベーチェット病など）、呼吸器疾患（COPD、間質性肺炎、肺線維症）、線維性筋痛症、肩こり、首こり、手足の冷え、不眠症、過度の痩せ・肥満、高血圧、不整脈、逆流性食道炎、重度の鼻出血、痔、薬が体に合わない、皮膚トラブル、ハゲ、薄毛

　上記の症状、疾患はすべて動脈硬化症が関係しており、動脈硬化治療によって、症状がかなり改善されたり、消失したりします。驚かれるかもしれませんが、事実です。
　また、患者さんの主疾患はそれぞれですが、患者さんが

持っておられるのは単一の症状とも限りません。さまざまな合併症や、主病と異なる別の自覚症状をお持ちです。心当たりがある方は自分には動脈硬化症があるかもしれない、と考えられたらよいと思います。

　動脈硬化症に関連する症状や疾患については後ほど、めまい、難聴の後に個別に詳細な解説を加えていきます。

■日常で、動脈硬化症を改善する方法

　また、動脈硬化症を完全に改善しなくても、ある程度改善させる方法があります。科学的に立証されている方法は「運動」と「入浴」です。一週間に3〜4日、30分以上ウォーキングをすること、毎日41度ぐらいのお湯なら10分、42度のお湯なら5分以上湯船につかることで、動脈硬化症にかなりの効果があります。

　これらのことで、末梢血管がきれいになるだけではなく、数まで増加するので、ぜひ、試してみてください。

　それに動脈硬化治療の根幹となる血糖値の問題があります。日頃から炭水化物を控えておくことが大切です。それも炭水化物を摂るときは、必ずいちばん最後に摂るということです。

　また、アルコールは控えめにして必ず休肝日を作りましょう。後ほどアルコールに関しては詳しく述べますが、動脈硬化症に関しては「百害あって一利なし」なのです。

　またナッツをできるだけ食べることも学問的に健康に良い

ことがわかっております。

　コーヒーは1日に4～5杯飲むと動脈硬化症やがんによいこともわかっております。

■ 血管の老化と動脈硬化症は異なる

　ここで血管について、ひとつ根本的なことを押さえておきましょう。確かに血管は、年齢とともに老化しますが、それはここで述べている「動脈硬化症」とは全く異なるものです。「血管の老化」と「動脈硬化症」は全く関係ありません。最近の研究によると、血管を含めた人体そのものの寿命は120歳くらいまであるとされています。

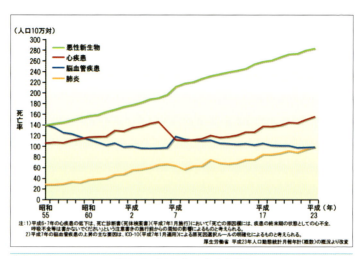

（図7）日本人の主な死因

結局、血管が老化する前に、人間の多くは動脈硬化症が原因で亡くなっているのです。
　図7に日本人の主な死因が示してありますが、がんも脳心血管障害、肺炎もすべて動脈硬化症が基本疾患となっているのです。このことについてはめまい、難聴の後で詳しく解説します。

第3
睡眠時間と動脈硬化症の関係

　私は、睡眠時間にこだわっています。それは、以下のような理由によります。
　人間は最低6時間半以上寝ないと、体のホルモンバランスが崩れて、動脈硬化症が悪化してしまいます。睡眠に関してはさまざまな論文が出ておりますが、どうも6時間では足りないという意見が多く、7時間は必要とされておりますが、当院のたくさんの患者さんの診察をしている経験から、6時間半は必要かな、と考えております。

　中でも注目したいのが血糖値で、十分な睡眠時間が取れないと血糖値がどんどん上がってきます。
　特に問題なのが、一般的によく言われるストレスホルモンです。具体的にはステロイドホルモン、アドレナリン、成長ホルモン、グルカゴンなどですが、これらが睡眠不足で上昇すると、血糖値を上昇させます。夜間に血糖値が上昇する方はこのホルモンの影響が大きいと言えます。

睡眠時間が減ってストレスホルモンが増えると、治療の結果、せっかく良くなった動脈硬化症が血糖値の上昇のために再び悪化してしまいます。
　このように、睡眠不足と動脈硬化症には、密接な関係があります。
　巷では、「よく眠る方法」などのノウハウがあふれていますが、不眠症の原因の多くが動脈硬化症ですから、これを完全にクリアーすることが根本的な改善方法となります。

第4　睡眠薬の利用について

　当院で動脈硬化症を治療される場合でも血糖値コントロールのため最低でも6時間半の睡眠が必要です。コレステロール値と血糖値の治療をしても睡眠が改善されない場合には、一時的に睡眠薬を投与します。
　以前の睡眠薬は、睡眠導入剤で俗に「マイナートランキライザー」と呼ばれるベンゾジアゼピン系の薬が主でしたが、最近はさまざまな種類の睡眠補助剤が開発され、依存性の心配なく処方できるようになっています。このようにして睡眠時間を確保し、血糖値のコントロールがうまくいくようになれば、血管の動脈硬化症が取れて脳に十分な血液が流れるので、自然にゆっくり十分な睡眠がとれるようになり次第に睡眠薬が必要でなくなります。

第5
血糖値に関するホルモンについて

　ところで、血糖値を下げるホルモンはインスリン一種類であるのに対し、どうして血糖値を上げるホルモンは何種類もあるのでしょうか？

　これには、人間のたどってきた歴史が大いに関係しています。人間の歴史は、そのほとんどが飢えとの闘いであり、現代のように食べ物が十分に存在するということはほとんどありませんでした。

　例えば、日本人が炭水化物を摂れるようになったのは、弥生時代、稲作栽培が開始されて以降です。それまでは炭水化物があまりなかった時代でした。食事は木の実や不定期に獲物が手に入るときにしかできなかったのです。

　脳が働くためには糖が必要ですが、脂肪を分解した「ケトン体」によっても脳は働くことができます。しかし、急に体に危険が生じる場合は血糖値を上げて全身にエネルギーを供給することが大切となってきます。急いで血糖値を上げなければなりません。そこで、人間の体内には血糖値を上げるホルモンがたくさんあるのです。

　一方、飢餓状態が長く続いてきた人間の歴史のなかでは、血糖値が上昇することはほとんどなかったため、血糖値を下げるホルモンは、あまり重要ではありませんでした。そのために、インスリン一種類しか存在しないのだと私は考えています。

ところが、状況が変わり、現在は飽食の時代となって食べ物が十分になったため血糖値がどんどん上がる一方となってきているのです。急に食事に不自由しない状態になっても、人間の遺伝子はそんなにすぐに変わるものではありません。長い時間が経てば、血糖値を下げるホルモンがインスリン以外にも出てくるかもしれませんが、いつのことかはわかりませんし、相当時間を要する可能性が高いでしょう。

　血糖値と炭水化物、人類の歴史に関しては、夏井睦先生の著書『炭水化物が人類を滅ぼす』（光文社）に詳細に書かれておりますので、ご興味のある方は、ぜひご一読ください。

■過度の痩せ及び肥満と動脈硬化症の関係

　まず、痩せから説明します。
　私が研究によって、発見したのは動脈硬化症の改善数値だけではありません。冒頭でも少し説明しましたように、日本人の末梢血管には４つのパターンがあり、遺伝的に支配されています。

　例えば、「あの人は痩せているのに、私は食べたらすぐに肥えてしまう」あるいはその反対のことがよく起こります。
　これは、人によって血管のパターンが全く異なるからです。
　元々、痩せている方は遺伝的に血管が細いのです。生まれつき血管が細いため腸の血管も細く胃や腸に流れてくる食事

栄養物を十分に吸収することができません。そこで、筋肉や骨格の発達が悪くなります。しっかり食べているのに体重が増えない、むしろ痩せていくという場合、かなり動脈硬化症が進行していて、腸内の血行が悪くなり、栄養物を十分に吸収できていない可能性が高いのです。

　また、このタイプの人は、元々、血管が細いためにLDLコレステロール値や血糖値が少し高くなるだけで、簡単に血管が詰まってしまいます。厚生労働省における「BMIと死亡リスクとの関連」という統計資料を見ますと、BMI値が低い人の死亡率が高いことが明らかになっています。

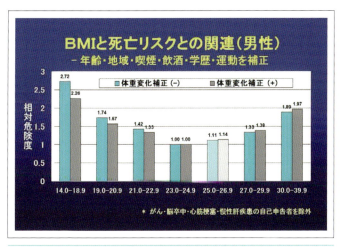

（図8）

■ BMIについて

ここで最近よく使われるBMI（Body Mass Index）について簡単に説明しておきましょう。

BMIは、肥満の尺度として世界共通で使われています。

BMI ＝ 体重（kg）÷{身長（m単位）×身長（m単位）}

例えば、私の場合、73 kg ÷（1.69×1.69）でおよそ25.6となります。BMIが低すぎる方は、血管が細いためにそもそも体がしっかりと発達していません。その為に免疫も十分に発達せず、かつ抗体や白血球、リンパ球などの免疫をつかさどるものも十分に流れないので、感染症にもかかりやすいのです。

例えば、感染症の代表的なものに結核があります。今では結核で命を落とす方も少なくなりましたが、抗生物質が発見されるまでは怖い病気でした。

過去に結核で亡くなった有名な方を思い起こしてみて下さい。痩せている人がほとんどで、太っているのに結核で亡くなった方は、おそらくいないと思います。このことから結核という感染症にかかった人は、全員、血管が極めて細いパターンであると想像できます。

このように、生まれつきの痩せ型で、食べても体重が増えない、あるいは痩せていくという方は、元々、血管が細く、動脈硬化症も進行している可能性がありますから、気をつけ

て下さい。こういう状態になると腸の血管も動脈硬化症で狭くなり腸に流れる栄養物も十分に吸収されませんので、次第に体力が低下してきます。動脈硬化症によってあらゆる疾患にかかりやすい上に栄養不足ですから死亡率が高くなるのも当然です。ですからBMIが低い方の死亡率が高いのはこのことが原因となっているのです。

　また、過度の肥満の場合にも、明らかに動脈硬化症が進んでいると考えられます。
　現代社会における過度のストレスや睡眠不足、運動不足、過食などによって肥満になりやすい環境がありますが、体質的な要因が最も大きいのです。
　肥満になりやすい方にも、特有の血管パターンがあります。肥満の方の血管は、異常に末梢血管が太く、広がっています。生まれつき、末梢血管が太いため、腸からの栄養吸収が活発に行われ、筋肉や骨が発達しています。
　いわゆるぽっちゃり型やがっしりしたタイプの方は、血管が生まれつき太いと考えて下さい。血管が太いと、LDLコレステロール値や血糖値が高くなって、動脈硬化症がかなり進行しても、血管がなかなか詰まってきません。自覚症状として出にくいことも多いのです。
　太っていても体脂肪率が低い場合には、全く心配はありませんが、そうでない過度の肥満は要注意です。BMIが高すぎる方は、血管が詰まって何らかの症状が出てくるまでどんどん栄養を吸収しますので、血中のLDLコレステロール値と血糖値が高いことが多いのです。当院の目標としている数

値を超えるとすべて脂肪として体内に蓄えられますので、当然の結果です。

BMIと死亡リスクの関連では、BMIが低い痩せ型は要注意と述べましたが、BMIが高すぎる場合にも、図8のグラフが示すように死亡率が高くなります。

ところで、このBMIが高いタイプの方は暑さが苦手です。元々血管が太い上に、暑くて湿気が多い夏は、血管が広がりすぎて血液が足のほうに下がってしまうので、立ちくらみが頻繁に起こったり、体がだるくなったりします。すると、血液循環が悪くなり、上昇した体温を冷やすために、汗がたくさん出ます。

私自身も、以前は大の汗かきでした。少し暑かったり、蒸し蒸ししたりすると、気分が悪くなり、すぐに立ちくらみがして、汗が噴き出ていました。ただ、動脈硬化症の治療が完成してからは、普段の生活では、ほとんど汗をかかなくなりました。

肥えすぎていて、すぐ汗をかく方は、すでにかなり動脈硬化症が進行していると考えて構わないと思います。

しかし、このような方でもLDLコレステロール値と血糖値をきちんとコントロールすると簡単に痩せますし、不必要な汗もかかなくなります。

これは体の末梢血管にまで十分に血液が流れているので、必要に応じて皮膚から十分に水蒸気として蒸発しているからであると考えられます。その気化熱により、常に体を冷やすことができるので、汗をかいてまで体温を下げる必要がない

のです。

　当院で目標としているLDLコレステロール値（80 mg/dl）と血糖値（最高値120 mg/dl）をオーバーしてしまうと、体は超えた分を脂肪（特に内臓脂肪）としてため込むようになります。そこで、動脈硬化治療が完成して血管が実年齢に戻ると、体の余分な脂肪はほとんど取れて、体脂肪率が大きく低下します（私自身のBMIは32.9→25.6まで低下しました）。

第6
天気、湿度、気圧と人間の血流の関係

　汗の話が出てきましたので、天気、湿度、気圧と人間の末梢血流の話をしてみます。少しややこしい話となりますが、じっくりと読んで理解してみて下さい。

　日頃意識することは少ないですが、人の末梢循環は緻密なバランスの下に成立しています。絶えず外的環境に適応するように、秒単位で対応しているのです。
　体の血管の多くは末梢血管と毛細血管でできています。毛細血管には血管を収縮させたり拡張させたりする筋肉がほとんどついておりません。それより太い血管には、拡張収縮を行う筋肉と神経が張り巡らされていて、脳神経、特に自律神経により、巧みにコントロールされています。

筋肉のついていない毛細血管ではどのようにして血液が流れているのでしょうか？
　ポイントとなるのは、気温、気圧、湿度です。
　血管は皮膚上の汗腺から水蒸気が出て発生する気化熱によって、適度に冷やされて、体温が上がらないように調節されています。気温が高くなって、体や血液の温度が上がってくると、血液を冷やすために、思いっきり末梢血管を拡張させて、皮膚にできるだけ接触させようとしますし、それで駄目なら大汗をかいて、冷やしにかかります。ですから気温が高く、なおかつ湿度の高い日本の夏は血管にとって大変な負担となります。ただ、血管が細いタイプの方は、この夏がもっとも過ごしやすい時期となります（細い血管が拡張して血液の流れがちょうど良くなる）。
　また、気圧も重要です。大気圧は一気圧ですが、この気圧下が毛細血管にとってはちょうど良いのです。末梢の毛細血管は外圧により適度に収縮し、スリムになって血液を潤沢に流すことができています。
　ところが、少し気圧が下がると、外から体全体を圧迫する圧力が下がるので、末梢の毛細血管が拡張し血液の流れがゆっくりになります。反対に気圧が上昇すると、血管に対する外圧が高まるので、毛細血管は収縮します。血管が生まれつき細いタイプの患者さんは、これだけで末梢循環がかなりの障害を受けるため血流不足となり、体がしんどくなってきますし、血圧も上昇します。逆に、末梢血管が開きすぎている人は、外圧の上昇によって、ちょうど良い感じの末梢血流となって、体が楽になってきます。

このように、どちらの状態が人間に良いのかは、その方の血管パターンによって変わりますが、どちらにしても、人間の末梢血管は、気温、湿度、気圧などの条件や季節の移り変わりなどの時間の経過とともに、刻々と変化していることがおわかりいただけることでしょう。

　ところが、このように機敏に血管が外的環境に順応していこうとするとき、動脈硬化症が最大の敵になってしまいます。動脈硬化症が進行すると末梢血管の拡張や収縮がうまくいかず、なおかつ流れる血液の循環量自体が減ってきますので、外的な気温の変動や湿度の変化、気圧の変化にうまく対応できなくなることは容易に想像できると思います。最近の温暖化による夏の高温のせいによるかもしれませんが、ニュースなどで頻繁に熱中症の報道がされております。実は動脈硬化人口がかなり増えて、子供にも影響して、簡単に熱中症を起こしているかもしれない、と著者は考えるのですが。

第7
現代社会では、動脈硬化症の人口が増えている可能性がある

　死亡率がいちばん低いのは、BMIが25〜26ぐらいとされています。現在の私のBMIも、およそ25.6です。私は血管が元々、太いタイプで、現在体脂肪がそんなについていない状態です。統計的にはいちばん病気にも強く、長生きできるタイプなのです。

私が幼かった頃は、日本人は中肉中背の方が多く、過度の肥満や痩せの方はそんなに多く見られませんでしたが、現在はそういった人がずいぶん目につくようになったと感じるのは私だけでしょうか？　過度の痩せや肥満の原因は動脈硬化症ですから、それだけ動脈硬化人口が増えていることになります。動脈硬化症がひどくなるほど、元来太っている方（血管が太い方）はますます太りますし、痩せ型の人（血管が細い方）はますます痩せがひどくなってくるので、当てはまる方は要注意です。

第4章　めまい、ふらつきとの関係

　この章では、私が専門とするめまい及び難聴の症状と、動脈硬化症の関係について、解説していきます。

　めまいと難聴を比較すると、とりわけみなさんがお困りなのが、めまいではないかと思います。
　難聴の場合には、補聴器という対処方法もありますが、めまいは止めることができないと日常生活や仕事にも支障が大きいですし、いつひどいめまい発作が起こるかわからないと、絶えず不安にさいなまれて、患者さん本人の苦しみは大きくなるためです。
　めまいの疾患としては、以下のものが代表的なので、順番に説明をしていきます。

- メニエル病
- 前庭神経炎
- 低音障害型難聴に伴うめまい
- 良性発作性頭位眩暈
- 分類不明のめまい

第1
メニエル病

　一般に、めまいと言うと、すぐにメニエル病だと言われる

ことが多いのですが、実はメニエル病はそう多い疾患ではありません。
　当院では、めまいを専門にしていますが、滅多にお目にかからないものです。

　メニエル病の典型的な症状は、突然耳が詰まってきたり耳鳴りがしたりして、その後、すぐにぐるぐる目が回る回転性めまいが来るというものです。
　メニエル病が起こるメカニズムは、内耳の神経を保持している「内リンパ腔」という空洞内に蓄えられている「内リンパ液」が増えすぎて水膨れを起こし、その圧力によって内耳神経が障害されて、難聴やめまいが発生するというものです。

　なぜ水膨れが起こるのか、まだ医学の世界では原因がはっきりとしておりません。そのことは、メニエル病の医学的な正式名称からもわかります。正式名称は「特発性内リンパ水腫」ですが、「特発性」とは医学的に原因がわからないということを示しています。

　しかし、当院の調査によると、この原因不明とされている内リンパ水腫も、末梢循環における動脈硬化症が影響してできることが明らかになっています。動脈硬化治療を行って末梢循環が回復すると、メニエル病の患者さんもめまい発作を起こさなくなってくるためです。

　水腫（体の中に水たまりができること）ができる病気は、

メニエル病以外にもあります。

　代表的なものは水頭症や緑内障です。こうした症状の患者さんでも当院での動脈硬化症の治療によって改善傾向が認められます。

　そもそもメニエル病の原因にもなる水腫（水膨れ）はどうして発生するのでしょうか？

　人間の体内には、内リンパ液や脳脊髄液、眼房水という水分があります。こうした水分は閉鎖された空洞内にたまっていて絶えず分泌と吸収という代謝を繰り返しています。水分の補充と吸収のバランスがとれているので、水分量が一定に保たれてその中の圧力が変化しないようになっています。

　ところが、動脈硬化症が進み、末梢循環が悪くなってくると、私の推測ではどうも吸収する側の機能が悪くなってしまうようなのです。水分の分泌は行われるのに、吸収が十分にできない状態となり、その結果、水膨れ状態となってしまうと考えられます。

　水腫の症状の改善傾向は、緑内障の場合、眼圧低下という数値としてあらわれるので、大変わかりやすいです。

　当院で動脈硬化治療をされる患者さんの中にも緑内障の方が多く見られますが、きちんと動脈硬化治療を継続される患者さんは、眼圧が下がってきたと言われることが多いのです。

　これと同じように、メニエル病も改善してきます。

　これらのことからは、動脈硬化治療によって代謝が良くなって、メニエル病の水腫の減少や緑内障の原因となっている水腫による眼圧の上昇が改善していると考えられます。

従って動脈硬化治療は、メニエル病治療に効果的なのです。

　ここに示した症例はメニエル病の一例ですが、私が病院勤めをしていた若い頃、診察していた典型的なメニエル病患者さんで、両側の聴力変動と頻回のめまい発作がありました。私が開業してから久しぶりに受診された頃の58歳の聴力図も示しています。やはり、頻回のめまい発作があり、当院の動脈硬化治療を開始しました。治療後1年で難聴も改善し、めまいも全く起こされなくなりました。最近の聴力図（65歳時）も示します。みなさんびっくりされるかもしれませんが、聴力は治療開始後1年で図のような聴力で継続されてい

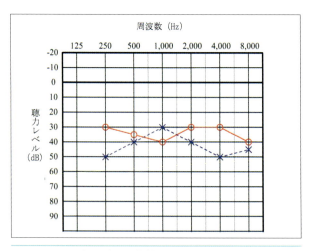

（図9）治療前の聴力（35歳）
○は右の聴力を×は左の聴力を示す。

第4章 めまい、ふらつきとの関係

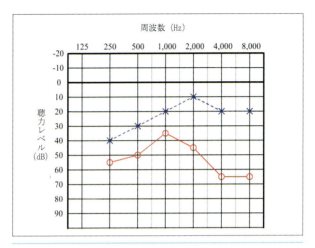

（図10）治療前の聴力（初診時58歳）

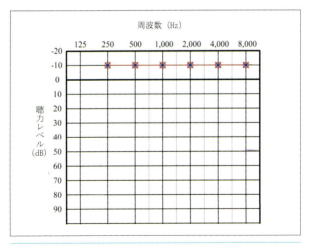

（図11）治療後の聴力（65歳）

ます。効果があらわれると、これぐらい良くなる方もおられるのです。ただし、難聴については、必ずしも全員が良くなるわけではありませんので、個々による差がかなりあると考えます。しかし、良くなる方はこの程度良くなる可能性もあるのです。

第2
前庭神経炎

　前庭神経炎とは、突然何の前触れもなく、激しい回転性めまいに襲われて、しばらくの間、全くめまいが治まらない疾患です。長い人では、1週間ぐらいめまいが治まらない方もおられます。前庭神経炎は一般の開業医の日常診療において、そう多く見られるものではありません。多くの場合、あまりにめまい発作がひどいため救急車で担ぎ込まれて総合病院に入院してしまうからです。

　原因ははっきりしておりませんが、私はウイルス感染による前庭神経の急激な機能低下、あるいは前庭神経を支配している栄養血管の急激な閉塞によるものではないかと考えています。

　前庭神経炎になると、どのような治療をしてもあまり効果が上がらないので、対症療法を行って発作が治まるのを待つしかありません。

　症例が少なく、私も過去に数例しか経験したことがありません。

■動脈硬化症による血行障害と神経興奮のメカニズムに関する考察

血行障害が起こると、その血管の支配域にある神経は異常興奮を起こします。

このことは、てんかん発作を考えてみるとわかりやすいです。打撲などで脳に障害を起こすと、損傷された組織を修復するため、結合組織という線維組織が出てきます。そして、損傷された場所の穴埋めを行います。しかし、この結合組織の造成の過程で、血流障害が発生してしまいます。

血流が良いと、そうしてできた線維組織も徐々に吸収されていきますが、血流が悪いと、いつまでも線維組織が吸収されずに残ってしまいます。そして、この組織が邪魔をして、さらに血流障害を起こしてしまいます。

こうして血流が低下すると、その組織より末端の脳細胞が異常興奮を起こしやすくなります。こうして起こるのがてんかん発作です。

つまり、てんかん発作にも動脈硬化症が関係している可能性が高いのです。

なぜなら動脈硬化症をお持ちの方に動脈硬化治療を行った結果、てんかん発作を起こさなくなった症例を経験しているからです。

血流障害によって発生する症状は、他にもたくさんあります。例えば、聴覚過敏もそうです。

第4章　めまい、ふらつきとの関係

害を伴うこともありますので、聴力障害がない方に限定すると、さらに患者さんが少なくなるためです。

　めまいをお持ちの患者さんは、多かれ少なかれ耳石の障害も同時に引き起こしているものです（著者の学位論文に詳細に報告）。

　そこで、頭位変換時のめまいだけをとらえて、「良性発作性頭位眩暈」と判断してしまうのは、適切でない可能性があります。

　また、動脈硬化症があると、良性発作性頭位眩暈も回復に時間がかかります。

　まず、動脈硬化症により、耳石の神経に栄養を送る血管が血行障害を起こすと、その神経が異常放電を起こし、めまいを起こすという可能性もあります。

　仮に、耳石が剥がれ落ちて内耳内を移動して、良性発作性頭位眩暈を起こしたとしましょう（と言うのは、内耳は小さな器官であるために誰も実際に見たことがありません）。その時も動脈硬化症があると、内耳のリンパ液の循環が悪いので、剥がれ落ちた耳石の破片がいつまでも吸収されずに症状が長引く危険性もあります。そうなると、また同じようにめまい発作が発生してしまうのです。

　当院で動脈硬化治療を行うと、かなり早期に頭位変換眩暈が治まります。

　おそらく、動脈硬化症が改善されて、内耳内のリンパ液の代謝が盛んになると、めまいの原因になる耳石も簡単に吸収されて、新たな耳石が形成されるからではないかと考えています。

らい上がることを知らなければそう感じるのも仕方のないことかもしれません。

　私は、長年の動脈硬化治療により、低音難聴が動脈硬化症によるものとわかっているので、ちょっとした低音の聴力低下でも、大切な兆候として捉えることができます。

　以上のように、めまいがして耳鼻科にかかられた場合、聴力検査を受けて、少しでも低音部の聴力低下があれば、動脈硬化症が始まっているかもしれません。このめまい、難聴の方の血管年齢を測定すると、動脈硬化症が進んでいる方が多いのも特徴的で当院の51例の検討では69％の患者さんに明らかな血管年齢の上昇を認めました。ですから、気をつけてください。

第4
良性発作性頭位眩暈

　良性発作性頭位眩暈は、内耳にある「耳石」という器官の石が剝がれ落ちて、内耳内をころころ動き回ることが原因で起こるとされています。

　この症状は、耳鼻科医へのアンケート調査によると、最も頻度の高いめまい疾患とされています。ただ、私自身は、それほど多い疾患とは感じていません。

　それは、頭の位置を変えた時だけにめまいを発症するという典型的な症状の方は多くはないからです。また、この疾患は元来聴力障害を伴わないものだとされていますが、聴力障

第3
低音難聴に伴うめまい発作

これは、比較的発生頻度が高いめまい発作です。

めまいでお困りの患者さんが来られたときには、まずは聴力検査を行って、低音障害が起こっていないか、見極めます。低音障害があれば、この症状であることが推測できます。

低音障害型難聴は、明らかに動脈硬化症による難聴の初期症状です。低音部の聴覚神経は、内耳のカタツムリ（内耳にあるカタツムリ形の感覚器官）の中で、いちばん末梢の最も血行が悪いところに存在しているので、血行障害が起こりやすく、動脈硬化症の初期症状としてあらわれやすいのです。

このタイプの難聴は、少量のステロイドの投与によって簡単に治まりやすいですが、なかなか効果が出ないときには、動脈硬化治療が必要となります。

また、ステロイド治療によって、めまいや難聴が治まったとしても、根本原因は血行障害なので、動脈硬化治療をしない限り、ぶり返してしまいます。

低音難聴になっている場合、動脈硬化治療を行って血管がきれいになると、かなり聴力が改善します。それに伴い、めまい発作もなくなります。

しかし、ちょっとした聴力の低下であれば、耳鼻咽喉科専門医でも見逃してしまうことが多いのです。一般の耳鼻科医は、動脈硬化治療によって改善した真の聴力を見たことがないために、正常の範囲であると診断してしまいます。

先に示したメニエル症例のように、良くなる聴力はこれぐ

これは、蝸牛神経の一部に血流障害が発生して、一定の音を聞くと、響いて大きく聞こえる症状です。
　天気の悪い日に疼く古傷も同じです。天気の悪い日は、末梢血流が悪くなりやすいので、以前傷を受けた箇所が、元々、血流が悪い上に、さらに血流が低下することにより、末梢の神経が興奮して疼いてきます。

　めまいでも同様のことが起こる場合があります。一般的なめまいは、三半規管に血行障害が発生し、機能が低下して急激に左右のバランスが崩れることで発生するものです。このタイプのめまいを、麻痺性めまいと言います。
　反対に、急激に血管障害が発生した三半規管の神経が異常興奮を起こすことにより、左右の三半規管のバランスが崩れてめまいを起こす場合もあります。これを「興奮性めまい」と呼んでいます。このタイプのめまいは発症初期に見られることが多いのです。この場合も、血管障害が原因です。

　そこで、動脈硬化症の治療を行うことにより、血管障害を解消すると、こうしためまいの症状も改善されます。

第5
聴神経腫瘍によるめまい

　聴神経腫瘍とは、内耳道にできる良性の腫瘍のことです。
　内耳道は、ちょうど脳から聴神経、顔面神経、前庭神経がひとつの束になって内耳に入っていくところに存在します。

聴神経腫瘍ができても、たいていのケースでは、感音難聴がゆっくりと進行するだけですが、まれに、前庭神経を圧迫してめまいを起こすことがあるのです。珍しい症例ですが、医師としては留意すべきです。

　なぜまれなのか？　それは神経の圧迫がゆっくり起こるために前庭神経が障害されても、中枢性代償が働くために症状として出にくいからです。

　しかし、現在は CT、MRI 検査の検査精度が高くなってきたため聴神経腫瘍を初期の段階でも見つけやすくなってきました。私の場合、めまい患者の脳の画像診断を行う場合、必ず内耳道もチェックするのでわかりますが、一般の内科で脳の画像検査をするときには、きちんと内耳道まで精査されていないケースがあります。そうした場合には腫瘍を発見されないことがあるので、注意が必要です。

　聴神経腫瘍はまれな疾患ですが、私は以前に何例か診断した経験があります。

　中でも記憶に残っているのが、別の医院でメニエル病として診断され、治療を受けられていた症例です。確かに聴力変動があって、頻回のめまい発作を起こされていましたし、一般的なめまい治療を受けても症状が改善していなかったので、メニエル病とも思える症状でした。ただ、当院で念のために脳と内耳道の CT 撮影を行ったところ、聴神経腫瘍を見つけたのです。この患者さんの症状は、一般的な聴神経腫瘍の症状とは、かけ離れていたため、わからなかったのでしょう。こういった例外的な症例も、めまい、難聴診療では時折

あることです。

医学の教科書では、めまい、難聴のパターンによって障害部位を判別できると書いてあるものがありますが、これは全く当てになりません。どの科の診療でも同じですが、人体の診察において絶対ということはないのです。どの分野でも例外が山ほど存在するので、そういった事情を一般の患者さんも知っておられると良いと思います。

第6
分類不明なめまい

■実は、めまい（難聴も含む）には分類不明なものが最も多い

私が診療をしていても、医学の教科書に載っているような代表的なめまいは比較的珍しく、あまりお目にかかるものではありません。

分類不明なめまいの場合、「何となくふらふらする、時々めまいがする」と思って耳鼻咽喉科に行き、聴力検査をすると、少し難聴があることが多いのですが、しかし、頭部のCTやMRIを撮影しても特に異常も無く「特に何もありませんから問題ありません。めまいのお薬を出しておきますから様子を見て下さいね」ということになって終わってしまいます。

当院へ来られるめまいの患者さんも、ほとんどの方が今述

べたようなケースです。

　どこへいっても対応してもらえず、治らないからそのまま放置されると言って遠方から当院まで来られる方が多いのです。

■CT、MRIではめまいや動脈硬化症を診断できない

　めまいについては、医師も患者さんも勘違いをしている大きなポイントがあります。それは、CT、MRI検査の所見です。多くの場合、画像によって異常がない限り「正常」と判断してしまいます。
　しかし、このような画像診断で異常が見つかるということは、脳腫瘍か、脳出血か、脳梗塞などの重大な病気があるということです。そのような場合、大変な病気ですから、めまいどころではありません。
　しかし、一般の動脈硬化症は、CTやMRIの検査に引っ掛かることはありません。
　動脈硬化症が著しく悪化して、太い血管が石灰化でもしていれば、画像として映りますが、たいていは、何も見つからないのです。
　つまり、「CTやMRIで異常がなければ、大丈夫」ということではないのです。

　異常があるからめまいが起こっているのです。

動脈硬化症は、いかなる検査にも異常所見を示しにくい、見つけにくい疾患と言えます。
（特に、細かい血管の動脈硬化症は全くわかりません）

■動脈硬化症の効果的な発見方法と治療によって得られるさまざまな効果

　当院で行っている血管年齢測定機（ba-PWV）による検査は、動脈硬化症を的確に判断できる有効な検査だと言えますし、もっと一般医療で活用されるべきです。
　動脈硬化診療のガイドラインでも、この検査は信頼度が高く診断に有効な検査であるとされています。この検査で異常所見がある場合は、明らかに太い血管に動脈硬化症があるケースですから現在では大した症状がなくても、いずれは大きな病気が襲ってくる確率が高いのです。早めに当院での治療をされると全身の血管がきれいになって血流が増え、酸素や栄養が全身の隅々まで十分に届けられるので、恐ろしいさまざまな疾患を効果的に予防できます。

☑ 動脈硬化治療で得られるさまざまな効果について
- 頭がすっきりする
- 疲れがたまりにくくなる
- 寝るとすぐに疲れが取れる
- 熟睡できる
- 体がすごく動きやすくなる
- 気分が軽くなる

■ めまいが治まっても、体内では異常が発生している

　めまいに話を戻しますが、たいていのめまいは、しばらくすると治まってしまいます。
　三半規管が障害を受けているのにもかかわらず、どうしてめまいが治まるのでしょうか？
　それは、三半規管の上部組織である小脳や脳幹がバランスをとり、めまいを起こさないように働くからです。これを「中枢性代償」と呼びます。
　私は中枢性代償について患者さんに説明するときに飛行中の飛行機の話をすることがよくあります。
　飛んでいる飛行機に、左右２つのエンジンがついているとしましょう。そこで、突然、片方のエンジンが故障してしまいました。飛行機は当初「ぐらっ」と揺れますが、落ちてしまうことはありません。主翼や尾翼をコントロールすることにより、なんとか真っ直ぐに飛行することができるからです。

- 一瞬のぐらつきが、めまい発作です。
- 主翼と尾翼の働きが中枢性代償です。

　ぐらつきが止まったとしても、もとの飛行機に戻るわけではありません。
　エンジンが２つ左右にあって正常に働いているときには、上下左右自由に飛行することができますが、片方のエンジンになると自由に尾翼や主翼を動かせないので、不自由な飛行

になります。

この障害は、なかなか自分では自覚しにくいものです。ただ、めまいを経験して、治まっている患者さんは、夜中にトイレに行くときにふらつくと言われることが多いです。これは、まわりが暗い状態だと目の補正ができないので、ふらつきとして自覚しやすいためです。三半規管の障害が目立って出てきているということです。

以上のように、めまい発作がいったん発生しても、「すぐに治まるから大丈夫」と思われるかも知れませんが、その都度、三半規管が障害を受けているのです。できるだけ次のめまい発作を起こさないようにすることが重要です。

そのためには、動脈硬化症の治療を行い、確実に次のめまい発作を防ぐことです。

ここで、人間の血管の左右差について、少し触れてみます。

飛行機の例を挙げましたが、片方のエンジンが故障するとめまいが起こる、という部分の説明ですが、どうして片方なのでしょう？

難聴も同じことなのですが、両側と同程度の難聴の場合もありますが、片側の難聴の場合も結構見られます。この時、どうして難聴の程度に左右差があるのでしょう？

発生学的に左右の血管は、全く別々に発達するという事実です。

左右差があって当たり前ということになります。全く別物なのです。
　これは血管の太さとして顕著にあらわれてきます。

　つまり、めまい、難聴を起こす方は反対側に比べて血管が生まれつき細いということなのです。

　これは内耳の血管だけに及びません。脳血管も足の血管もすべて含まれます。もし、右側の難聴があれば、めまいも右側が原因のことが多いですし、脳梗塞を起こせば右側、足が痛むのも右というふうに、すべて同じ方向が障害される場合がほとんどなのです。
　血管に左右差があまりない方はいいのですが、左右差がかなりあると、いろいろな症状が出やすいと思います。

■動脈硬化症が進行すると、補正ができなくなってしまう

　残念ながら中枢性代償によって補正ができる時期を過ぎてしまい、動脈硬化症が進行して中枢神経（脳内）にまで影響が及んでくると、中枢代償をする脳幹や小脳までやられてしまいます。すると、症状がさらに顕著になります。目を開いて視覚による補正をしても、ふらふら、よたよたするなどの症状が出ます。
　こうなると、中性代償も働かなくなってしまっている状態と言えます。
　そうならないうちに、当院の外来へ来ていただくことをお

すすめします。
　しかし、動脈硬化治療を行うと、脳幹や小脳へ十分な血液が流れるので、そのような方でもある程度、中枢機能が改善し、中枢性代償が回復してきます。ただし、相当な時間がかかるので、そこはご理解いただきたいと思います。

第5章 感音難聴との関係

第1
感音難聴は、動脈硬化症によって発生する

ここまでは、めまいの症状について解説してきましたが、以下では難聴について説明をしていきます。

感音難聴という疾患があります。老人性難聴なども感音難聴に含まれます。

めまいの場合には中枢の代償機構があると説明しましたが、残念ながら聴覚神経にはそれがありません。

そのため動脈硬化症を起こすと、聴覚神経に栄養を送る血管が働かなくなり、聴力に直接影響してきます。中高年の感音難聴は動脈硬化症が原因であると長年主張してきたことですが、最近になって、ようやく動脈硬化症が原因になっていると述べる医師が増えてきています。

当院での調査においても、老齢の感音難聴の方の血管年齢は、驚くほど高く、100歳をオーバーする割合が高いのです。以下に、具体的な数字を示しますが、高度難聴ではもちろんのこと、中等度難聴でも相当に血管年齢が高くなっていることが多いのです。

このことからすると、難聴の程度は全身の動脈硬化の状態をよく表すといっても過言ではありません。

また、いわゆる老人性難聴などは老化が原因であるとされていましたが、年をとっていなくても難聴のある方がおられますし、逆に年をとっていても難聴のない方もおられるのです。このことから考えても動脈硬化症が原因なのです。

第2
難聴患者の血管年齢について

ここで、私がこれまでに解析した慢性的な難聴患者760例についての動脈硬化症に関する統計を示したいと思います。

高度難聴、中等度難聴における血管年齢の上昇（実年齢より高い）の割合は、76～78％と高率なのですが、軽度難聴でも74％が実年齢より高くなっています。

つまり、軽度の難聴のときから、すでにかなりの患者さんにおいて動脈硬化症が進行していることが判明したのです。

また、老人によく見られる高音部の難聴、若い人にも時々見られる低音部難聴のケースでも、約70％の人に明らかな動脈硬化症が認められました。

ただ、高度の難聴と軽度の難聴とでは、生命に対する危険率は大きく異なります。

高度難聴の方の平均 ba-PWV（動脈硬化症の基準となる測定値）の数値は、なんと 2200 mm/s 以上もあり、一般に言われている ba-PWV の危険数値である 1800 mm/s をはるかに超えています。いつ心筋梗塞や脳梗塞を起こして命を奪われてもおかしくない状況です。

一方、軽度の難聴の方の場合、動脈硬化症の割合は変わらなくても ba-PWV の数値はまだ低いので、生命に対する危険度はある程度は低くなります。

第３
動脈硬化症は、重くても軽くても、危険性が高い

　しかし、がんを含め、命が失われる疾患と動脈硬化症とには密接な関係があります。動脈硬化症が起こり、血液中に免疫細胞が流れなくなると、致命傷になる場合も多いのです。ba-PWV が 1800 mm/s を超えると心筋梗塞、心不全、脳梗塞、脳出血、くも膜下出血などの血管系疾患で命を落とす可能性が高くなりますが、末梢の血管だけが詰まってきている軽度の動脈硬化症でも軽度であるからといって安心というわけでもありません。

　日本人の死因トップのがんは、細部の血管の動脈硬化症だけで起こってしまいます。

　つまり、血管年齢が正常でも細部の動脈硬化症は存在するのです。自己免疫疾患も同じです。もちろん血管年齢が高いとかなり危険ですが、軽くても命が失われる可能性があります。このことは肝に銘じておいていただきたいと思います。

■感音難聴に気づきにくい理由

　感音難聴があっても一般的に気づきにくいですが、老人性

難聴を例にお話をしてゆきます。

　老人性難聴の場合、動脈硬化症はゆっくりと進行していくので、聴力がじわじわと落ちていきます。そのため本人は気づきにくく「何となくテレビのボリュームを大きくしないと聞こえづらくなってきた」「最近、人の声が聞こえにくい気がする」などと感じるだけで、本人も気づきません。

　内耳内にある三半規管も同様に機能が低下していきますが、三半規管に関しては中枢性代償が働くので、めまいなどの症状が出にくいのです。

　強いストレスや睡眠不足などによって動脈硬化症が一気に悪化した場合には、突発性難聴などが起こって急激な聴力悪化としてあらわれてきますが、そうでない限り、本人も気がつかないままゆっくりと進行していき確実に動脈硬化症と共に悪化してしまうのです。

第4
感音難聴に対する有効な対処方法

その1　急性発症の難聴に対する当院の対処法

　感音難聴には突発性難聴も含まれます。そして、突発性難聴にはステロイド点滴が有効とされています。これはステロイドが一時的に内耳血流を強力に改善するためです。

しかし、高齢者の突発性難聴にはあまり効果が認められません。それは動脈硬化症がひどくなっており、いくらステロイドを使っても慢性的にひどくなった血管の詰まりには太刀打ちできないからです。
　最近の日本の論文でも「ba-PWVが高い場合（1400 mm/sを超えると）、ステロイドを使っても老人の突発性難聴は回復が見込めない」と発表されています。

　当院でも老人の突発性難聴が増えてきています。そういった場合、初診時に血管年齢、血圧などを測定して、まず少量のステロイド点滴を行います。そして、１〜２日点滴を続けても効果があらわれなければ、すぐに動脈硬化治療に重点を置いた治療に変更いたします。

　図12は75歳男性、右突発性難聴の症例です。発症翌日に来院され聴力検査を行いました。右側はほぼ聞こえなくなっています。生来、健康な方で検診も受けずにおられました。当院の外来時には血圧190/120 mmHgの高血圧があり、血管年齢も100歳を超え、ba-PWVも危険域を超える2500 mm/sもありました。
　めまいの合併の危険性もあり、総合病院へ入院しステロイド点滴を行っていただきました。点滴４日目に担当の医師から連絡があり、全く改善傾向を認めず治療効果については、あきらめてほしいとの連絡でした。当院外来時の血液検査でLDLコレステロール値120 mg/dl、HbA1cが4.9％であったため、その電話があったときに、動脈硬化症がかなりひどいの

第5章 感音難聴との関係

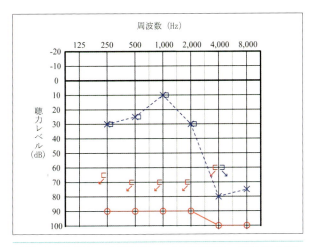

(図12) 症例1 75歳男性、突発性難聴、初診時の聴力

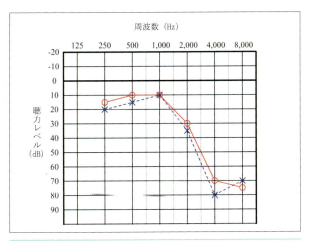

(図13) 症例1 コレステロール治療後の聴力

89

でLDLコレステロール値が80 mg/dlを切るように、こちらから投薬内容をお伝えして、ストロングスタチンを当日から内服していただくことにしました。１週間の点滴入院から帰られて当院を再受診され、コレステロール治療だけを続けました。再来院は１週間後にお伝えしていたのですが、３日目に受診され「先生、聴力が元に戻りました」と言われたのでした。そのとき聴力検査をした結果が図13です。

　患側（難聴がある側）の聴力は回復し、反対側の左の聴力も低音部がかなり改善していることがわかります。私は、この経験からストロングスタチンのすごい効果に感動しました。もちろん、現在も80歳を超えても元気で血圧も低下して、血管年齢も正常化しています。全く他に悪い所見はなく風邪すらひかれません。

　ここで、当院における老人の突発性難聴症例の治療経過を図で示します（図14～図16）。治療成績は、かなりのものだと思います。治療後に初診時の聴力と比較すると、患側（難聴がある側）だけではなく、反対の健側（健康な側）の聴力も上昇することが多いのです。
　この症例も左突発性難聴の73歳男性の例です。血管年齢も高く100歳を超えており、血圧も160/90 mmHgと高く、左の聴力は測定不能となっており、全く聞こえておりませんでした。
　当院にてステロイド点滴を開始しましたが、３日経っても全く改善しないためにステロイド治療は中止して動脈硬化治

第5章　感音難聴との関係

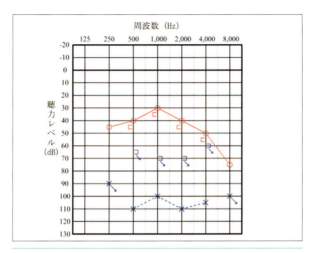

（図14）症例2　73歳男性、左突発性難聴、初診時

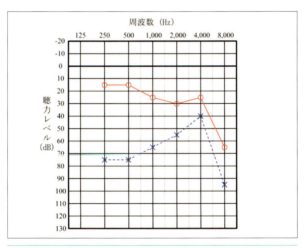

（図15）症例2　治療開始後2週間の聴力図

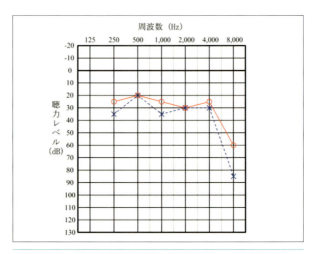

（図16）症例２　治療後１カ月の聴力図

療を始めました。LDL コレステロール値と血糖値だけの治療を開始して１週間で左の聴力が改善しはじめ、治療開始から１カ月で左の聴力は完全回復して、先ほどの例と同じく反対側の右の聴力もかなり改善しています。血圧も正常化して、血管年齢も元に戻り元気になられました。

　ここに２例を提示しましたが、良くなったのはこの症例だけではありません。老齢の突発性難聴に関しては、ほぼ全員回復しています。当院の動脈硬化治療は、この疾患に関してはかなりの効果を示します。
　現在、世界の共通通念としては老齢の突発性難聴に関しては、ほぼ治らないとされていますが、そのような疾患に対しても当院の治療は効果があることが証明されています。

第5章　感音難聴との関係

　また、時間が経った突発性難聴に関しても現在治療中です。6カ月前に左突発性難聴を起こされ、何度かステロイド点滴を受けられましたが、全く回復しなくて80 dBの難聴をお持ちの患者さんです。ステロイドを全く投与せず、動脈硬化治療を開始しましたが、3カ月経った現在、左の難聴は30 dB程度に回復してきており、おそらくほぼ正常化すると考えられます。ある程度、時間が経過した突発性難聴も効果がある方もおられるようです。

その2　ゆっくり進む慢性的な難聴への当院の対処法

　さらに、慢性的に進行する一般の感音難聴や老人性難聴に対する動脈硬化治療についても、かなり効果があります。しかし、先に述べたようにめまいの場合とは異なり絶対に良くなるとは断言できない点があります。しかし、動脈硬化治療によって、完全に難聴が正常化した例も数多く経験しています。

　感音難聴の多くは、年齢を問わず動脈硬化症が原因であると考えてよいと思います。内耳の外傷や中耳炎の内耳波及による難聴、聴神経腫瘍などの原因が明らかな難聴は別として、難聴は動脈硬化症の影響が大きいのです。

■年齢が若くても動脈硬化症が原因で難聴になる可能性がある

　子供の難聴のケースでも、動脈硬化症の影響が考えられる

場合があります。

　私が幼い頃、いやでも早く寝かされていましたし、食べ物は質素なものを食べていました。テレビもあまり普及しておらず、日が暮れるまで外で走って遊んでいましたから健康的でした。

　これに対し、今の子供さんの置かれている生活環境を考えると、成人病になっても少しも不思議ではありません。遅くまで起きていて、あまり運動をせず、おいしいものばかり食べているからです。内耳も同じ環境下にあります。現代の子供さんは、非常に動脈硬化症になりやすい状況にあると言えます。

　こういった場合、10歳以上であればコレステロールや血糖値の薬の投与は可能ですから治療はできます。当然治療をすると、難聴も改善する場合が多いのです。しかし当院としては難聴の程度や年齢の事も考慮してもう少し様子を見る場合もあります。

その3　慢性的な感音難聴でも動脈硬化治療で改善する可能性がある

　ここでお示しするグラフは、当院におけるめまいを伴わない慢性的な感音難聴の症例です。このデータは約8年前のデータで、当院の血糖値コントロールがまだ完全に完成していなかった頃の調査結果です。

　難聴の状態に変動がなく、めまいのない154例の患者さんをターゲットとして、LDLコレステロール値を80 mg/dl 未

満に下げるように、ストロングスタチン（体内での LDL コレステロールの合成を抑えるお薬）とエゼチミブ（腸からのコレステロールの吸収を抑えるお薬）を併用し、3カ月経った時点での聴力と初診時の聴力を比較しています。

血糖値が高いと、動脈硬化症に悪影響を及ぼしますので、明らかな糖尿病の患者さんや随時血糖値が高い方は除外しています。

このデータを見ると動脈硬化治療により明らかな聴力改善が認められます（図17）。

結果として、LDL コレステロール治療を行って15 dB 以上の改善が見られなかった症例が20例ありました。

ただし、悪化した症例は一例もありませんでしたから全員ある程度の改善が見られたということです。

現在の世界の常識としては「慢性的な感音難聴は治らない」というのが一般的な意見ですし、多くの医師もそのよう

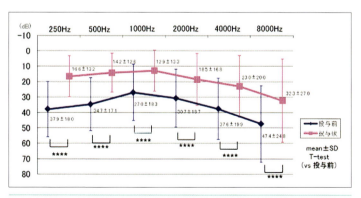

（図17）聴力：全体（n=154耳）

に考えています。
　しかし、動脈硬化症の治療（今回は血糖値の患者さんを外したので、LDL コレステロール値のみの治療）を行うと、治らないはずの難聴が改善する場合があることがわかります。

さらに踏み込んで、この調査結果をもう少し詳細に説明します。
　現在、慢性的な感音難聴については、

　　「難聴の程度がひどいほど治りにくい」
　　「年齢を経るごとに治りにくい」

という常識があります。
　しかし、当院では難聴の程度別に154人の症例を分類し、改善の程度を比較しました。すると、図18〜図21を見ると明らかなように軽度難聴でも、高度難聴でも、中等度難聴でも、難聴の程度にかかわらず、相当な改善結果が出ています。高度難聴に関しては症例数が少ないので確実とは言い切れませんが「難聴の程度がひどいほど治りにくい」という一般常識については、実はそうでもないことがわかります。

　次に、これらの症例を年齢別に分類して、果たして「老齢の難聴ほど治りにくいのか」を検討しました。
　図22〜図25を見ると、確かに若年の難聴の改善度は優れているのですが、老人の難聴を見ても相当な改善ができていることがわかります。

第5章 感音難聴との関係

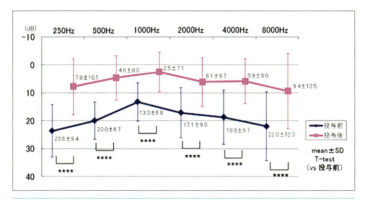

（図18）聴力：normal（25 dB 以下、n=40）

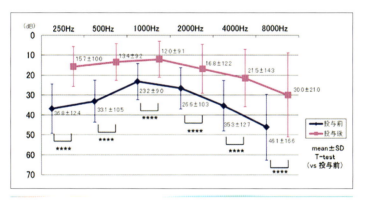

（図19）聴力：mild（26〜45 dB 以下、n=76）

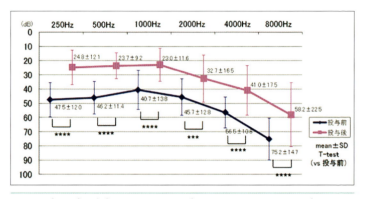

(図20) 聴力：moderate（46〜65 dB以下、n=30）

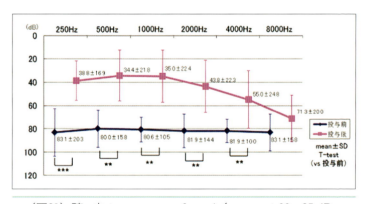

(図21) 聴 力：severe·profound（severe：66〜85 dB、profound：86以上、n=8）

第５章　感音難聴との関係

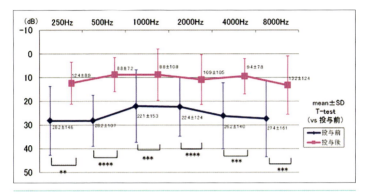

（図22）聴力（10〜40歳台、n=17）

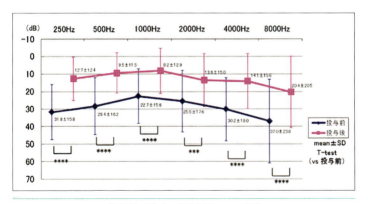

（図23）聴力（50歳台、n=28）

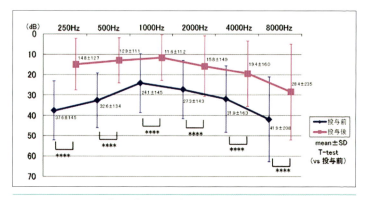

（図24）聴力（60歳台、n=57）

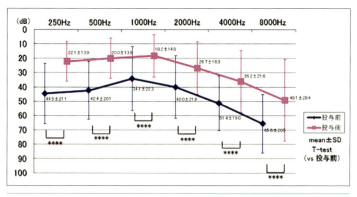

（図25）聴力（70〜80歳台、n=52）

第 5 章　感音難聴との関係

　つまり、感音難聴に関しては動脈硬化治療をすると、若年でも老齢でも同程度の改善が見込めるということです。これらの当院の調査により、今までの難聴に関する認識は大きく変わってくると考えています。

　ただ、先述したように明らかな聴力改善を認めない症例も、比率的には低いですが、存在します。この事は先にも述べましたがめまいとは異なる聴覚神経の解剖学的特徴、つまり内耳の血管が 1 本だけであり、いったん動脈硬化症を起こしてしまうと障害された聴覚神経が元に戻らなくなる場合も当然のことながら存在するという事実です。
　そうだとしても、これらは今までの「慢性の感音難聴は治らない」という常識を覆すデータでありますし、当院で治療を受けられた方の多くが難聴を改善できたわけです。
　難聴でお困りの方は当院の治療を試してみる価値は十分にあると考えます。

　次に、上に述べた LDL コレステロール治療を行った難聴症例の難聴の改善の特徴について、私が気づいた点について述べてみます。それは、片側のみの難聴症例が多いことです。両側難聴の方もおられますが、少数です。
　両側難聴のケースでも、ある程度は改善するのですが、片側の難聴の患者さんの方が、はっきりと聴力が改善し、片側難聴ではほぼ全例が健側と同じ聴力にまで戻ります。
　驚くほど、左右対称の聴力になります。その後、さらに両

側の聴力が徐々に改善していく方もおられます。

　これに対し、老齢の患者さんの中には、左右対称の聴力に戻ったけれども、高音の難聴の改善が両側とも今一つ、というケースがあります。

**　これらのことから、何が言えるのでしょうか？**
　2つの理由が考えられます。
　1つめは、動脈硬化は取れたものの血管の老化は止まらないので、これに付随して高齢の方の高音部の難聴が発生している可能性があるということです。

　2つめは、遺伝子的に元来聴神経が脆弱なため、いったん動脈硬化症による血流障害で聴神経が障害されてしまうと、なかなか元に戻らないということも考えられます。
　この分野については、まだ推測の域を出ないので、これからのさらなる研究を待たなければならないでしょう。

**　ここで現在、行っている慢性難聴治療の少し特異な例を出してみます。**
　症例3は78歳の男性で、以前から感音難聴があり、感冒時に左滲出性中耳炎を起こし、左耳にチュービングが行われましたが、今度は耳漏が全く止まらなくなり、抗生剤の内服と点耳治療を行い、さまざまな抗生剤を試されたようですが、回復しないため当院を受診されました。
　当然のように、難聴もひどくなっておられました。耳漏をできるだけ吸引できれいにした状態で測定した聴力図を図

第5章　感音難聴との関係

26に示します。

　血管年齢も高く、抗生剤の投与は効果が望めないと判断して動脈硬化治療を開始しました。治療後1週間で耳漏は消え、徐々に聴力も回復し、混濁していた鼓膜も透明になってきて、浸出液も貯留しなくなったためチューブも抜去しました。その時の聴力を図27に示します。

　かなりの聴力改善を示しており、反対側の右の聴力も改善しています。ここで申し上げたいのは、当院の動脈硬化治療は単に感音難聴に効果があるだけでなく、同時に感染症にも効果があるということです。しかも、抗生剤が効きにくい難治性の感染症にも効果があるということです。つまり動脈硬化症が取れて血液循環が回復すると免疫細胞や抗体が沢山流れる為に難治であった感染症も良くなるという事です。

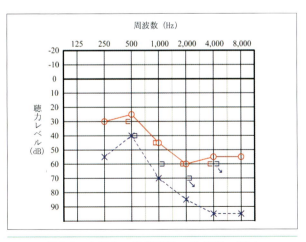

（図26）症例3　78歳男性、治療前の聴力

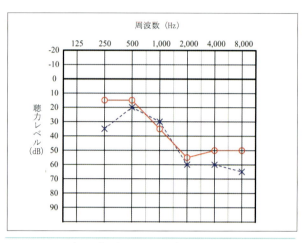

（図27）症例3　治療後の聴力

　次にお示しする症例4は、大学病院からの紹介で来られた両側真珠腫性中耳炎の術後の51歳男性患者で、外耳道の後方の骨が一部削られており鼓室形成術がなされていました。その患者さんの外来受診時の聴力図を示します（図28）。

　耳鼻科の専門医でしたら、この聴力図を見て、「まあまあの所見だな」と思われる方がほとんどと思います。耳の手術をすると、ある程度の難聴は当たり前と考えられると思います。しかし、この方は高血圧もあり、風邪をひくと蓄膿が悪化し聴力の具合も悪くなるとのことでしたので、血管年齢も高かったこともあり、当院の動脈硬化治療を開始しました。血管年齢は約3カ月で正常化し血圧も下がり、風邪をひかなくなりました。その時の聴力図を示します（図29）。

第5章 感音難聴との関係

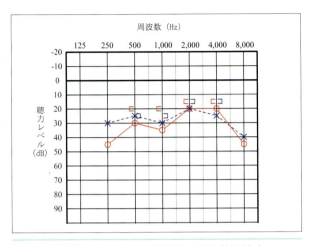

(図28) 症例4　51歳男性、治療前の聴力

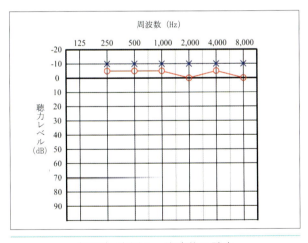

(図29) 症例4　治療後の聴力

この聴力図を見てびっくりされる耳鼻科医が多いのではないかと思います。感染症と感音難聴が良くなれば、中耳の手術を行っているにもかかわらず、これぐらい聴力が良くなる場合もあるのです。
　感音難聴の治癒は個人による差があると言いましたが、これぐらい良くなる方がおられれば、やってみる価値は十分にあると思います。
　低音難聴の所でも述べましたが、こういう回復した聴力を日頃から診ていますとちょっとした難聴もすごく気になるのです。「きちんと治療すれば、もっと良くなる可能性が十分にあるのに」と思ってしまうのです。少し脱線してしまいましたが……。

　いま、上に挙げた例だけでなく聴力が良くなる患者さんはたくさんおられます。
　そこで私は奇妙な経験をすることになります。
　難聴が良くなった患者さんがよく言われるのが、「夜眠れなくなった」という訴えなのです。
　どうして？　と尋ねてみると意外な答えが返ってきたのです。みなさん同じ答えなのです。
　読者のみなさん、わかりますか？
　答えは**「時計の秒針の音が気になって眠れない」**です。いつも聞き慣れていると気にならないのですが、突然聞こえが良くなってしまうと、困惑するのでしょう。
　たいていは無音時計に替えられるそうです。

第5章　感音難聴との関係

その4　騒音性難聴について

■騒音性難聴は、動脈硬化症が大きな原因となっている

　騒音性難聴とは、常日頃から長時間大きな音を聞いているうちに、次第に難聴が進行してくる症状です。仕事の関係で、長時間の騒音を聞いている方によく見られます。

　この難聴の特徴は、特に4000 Hzの音の難聴が進行することです。放置すると、どんどん4000 Hzの難聴が進行して、近い音である8000 Hzや2000 Hzの音も聞こえにくくなっていきます。

　また、この疾患については、同じ騒音下でも、難聴を起こす方もおられれば、難聴を起こさない方もおられます。

　どうしてなのでしょう？

　騒音性難聴の原因も、動脈硬化症です。
　日本では、報告が少ないのですが、海外では「騒音性難聴＝動脈硬化症」というほどの高い認識をもって認められていますし、論文もたくさん発表されています。

　当院の解析結果においても、症例数は少ないのですが騒音性難聴の患者さんにおいて、ほぼ全員に動脈硬化症が確認されています。

　このことは、私の経験からもわかります。
　私の趣味の一つが、バイオリンです。以前、動脈硬化症が

ひどかった頃は、長時間バイオリンを弾いていると、左の耳が籠もった感じになったり耳鳴りがしたりすることが多くあり治るのに半日かかることもありました。
　その頃は、全く気にとめていなかったのですが、動脈硬化症の治療を開始してからは、いくら長時間バイオリンを弾いても、その詰まった感じや耳鳴りが全く起こらなくなりました。そこで「これは騒音性難聴だったのだ」ということに気づきました。確かにバイオリンの音はかなり大きいですし、弾いているときには左耳を楽器にかなり近づけるのですから納得できます。

　このような私の経験からも言えることですが、動脈硬化治療を行って末梢血行を改善すると、騒音性難聴も改善する場合があります。全く難聴が消えてしまう場合もあれば、少し難聴が残る場合もあります。
　海外の認識からもわかることですが、一般に動脈硬化症が原因であるとしっかり認定されている疾患に対して当院の治療は効果を発揮します。

　また、騒音性難聴には急性のものもあります。耳元で急に爆発音がして、その後聞こえなくなってしまったとか、ロックコンサートに行ってから耳がおかしくなったなど、急激に騒音を受けたときに発生するものです。

　症例数が多くないので、断定ができないのですが、こうした患者さんも血管年齢が高いことが多いのです。そして、当

院で治療を施すと、効果が認められます。具体的には動脈硬化治療と少量のステロイド点滴、内服によって、全員回復しました。これらから言えることは、動脈硬化症で内耳の血流が悪くなると、内耳の聴神経に栄養や酸素が十分に流れなくなって、聴力が障害されやすくなるということです。動脈硬化状態になると、ちょっとした外的要因によっても簡単に聴力が障害されてしまうのです。

　そこで、動脈硬化治療を行うと、難聴を治療することにつながるのです。

　難聴の方にはステロイドが使われる場合があります。
　では、どうしてステロイドが使われるのでしょうか？
　特に、突発性難聴の場合には多量のステロイド点滴がよく行われます。
　ステロイドの主作用をご存知の医師がどれだけおられるかわかりませんが、とにかく血管を拡張させて血流を一時的にものすごく改善させる作用を持っています。

　なぜ、私がそのことを知っているのか？

　患者さんの血糖値測定時にステロイドを使用しているとびっくりするほどたくさんの血液が出てきます。それはステロイドが血管拡張作用と血流改善作用の両方を有しているからだと考えています。
　しかし、みなさんにお伝えしたいのは、多量のステロイド

ではなくても、少量でも十分に効果があるのです。
　難聴に関しては、たとえ突発性難聴の場合でも少量のステロイドで十分であると感じています。なぜなら少量のステロイドでも血流の著明な改善を認めるからです。
　むしろ、多量のステロイドを使用すると、急な血糖値の上昇やLDLコレステロール値の上昇を引き起こし、結果的に動脈硬化症を悪化させるからです。

　まれにではありますが、突発性難聴の多量ステロイド使用で大腿骨骨頭壊死が起こります。
　これは、上に述べた理由が大きな原因であるかもしれません。突発性難聴の本体が著明な動脈硬化症である以上、そういうことも起こりえると考えています。当院ではステロイドを使用する場合でもごく少量しか使用しません。実際の効果として少量で十分と判断しているからです。

■ 難聴やめまいがあると、動脈硬化症に気づくきっかけになる

　騒音性難聴の例からも、全身に常時十分な血流を送っておくことが、どれほど大切なことかがわかります。
　しかし、そのことは自分自身ではわかりにくいものです。
　人間は、いま置かれている環境にすぐに体が慣れてしまうので、ひどい動脈硬化症が起こっていても実感として感じられず、症状に気づきにくいのです。

動脈硬化治療により、血管年齢が回復した方の多くは、
「血流が十分に流れるとこんなに体が楽なのか」
と驚かれますが、治療を終えて体調の改善を経験した人にしかわからないことです。体調が悪い渦中の人は、ほとんど気づくことができません。
　ここで、難聴やめまいがある方は、その症状によって動脈硬化症があると推測することができるのですから動脈硬化症に気づいて治療を始めるきっかけになります。

第6章　脳梗塞との関係

　動脈硬化症になるとあらわれる最も恐ろしい症状のひとつが脳梗塞です。これは動脈硬化症の典型的な症状とも理解されています。そこで、この章では動脈硬化症の典型症状であり、命に関わりやすい脳梗塞について簡単に説明をしていきます。

半身麻痺などの脳梗塞

　脳梗塞が起こると、手足や半身が麻痺することが多いです。

　こうした半身麻痺などの典型的な脳梗塞は、脳大動脈の中でも最も大きい中大脳動脈から伸びる血管の梗塞（詰まり）によって発生します。ここには手足の運動神経に栄養を送る血管があるので、梗塞によって手足が動かなくなります。そこで、この動脈のことを「卒中動脈」と言うこともあります。これは重要な手足を動かす指令を出す大切な脳組織に血液を送る血管ですが、残念なことに一本しか通っていないので、脳動脈硬化症が進行して閉塞を起こすと、一気に麻痺症状が出てしまうのです。

多くの脳梗塞は、気づかれないことが多い

　これに対し、他の多くの脳梗塞の場合、脳梗塞を起こして

一部の脳組織が障害されても、大きな症状を伴わないことが多く、少しの痺れや麻痺としてしか出ませんし、全く何の症状も出ないことも多いのです。そこで、これらの軽い症状は、本人や周囲の方が気づかないのです。

プロの医師が診察すれば、口がもつれ気味、もたつき気味、しゃべりが難しそうなどの兆候があるので、ある程度の脳障害程度の予測はできるのですが、一般の方にはわかりにくいです。

このような場合、放置しておいたら、やがて大きな発作がやってきます。

この中で、小さい脳梗塞の代表的疾患であるラクナ梗塞についてお話しします。老齢の方の脳CTやMRIで脳の末梢に小さな梗塞が見つかることがよくあり、これを「ラクナ梗塞」と呼んでおりますが、末梢の脳組織の梗塞であるために症状としてはほとんど出ません。

以前は、この疾患に対しては放置して心配ないとされてきましたが最近の論文による報告では多くの方にやがて大きな脳梗塞発作が起こることがわかってきています。

それは当たり前のことであると解釈します。なぜならLDLコレステロール値と血糖値の治療をしない限り、どんどん動脈硬化症はひどくなりますから、大きな発作がやがてやってくるのは当たり前であると思います。

第7章　くも膜下出血との関係

　くも膜下出血も、頻繁によく起こる脳障害です。これは脳底動脈という血管の部分で出血が起こります。脳底動脈とは内頸動脈という動脈が脳組織の底部で枝分かれして、上方の脳組織に入って行こうとする直前の血管のことです。

　枝分かれする分岐部に脳動脈瘤ができてしまい、破裂して大出血を起こすと、くも膜下出血となります。

　くも膜下出血が起こると、必ず激しい痛みを伴います。これは頭がい骨内において、脳の外側の組織である「くも膜下組織」に血液が急激にたまり、脳内の圧力が急激に上昇して脳組織を圧迫するからです。そして、意識障害やさまざまな症状を呈してきます。

　くも膜下出血は、緊急性の高い疾患ですが、この原因も動脈硬化症です。

　動脈硬化症に伴って血管がもろくなり、柔軟性が失われると、もろくなった血管の一部が血圧の圧力によって外側に膨らみます。

　これが脳動脈瘤の原因です。

　本来の柔軟な弾力性のある健康な血管であれば、脳動脈瘤はできないのです。

　当院の調査結果によっても、脳動脈瘤を持った患者さんの血管年齢は、全員かなり高いのです。未破裂の方も同じく血管年齢は高いです。

第7章　くも膜下出血との関係

　このような疾患を持った方には、将来の破裂の予防のためにも動脈硬化治療を受けていただくようにおすすめしています。

　ところで、血管の破裂の話が出ましたから、人間の血管はどこまでの血圧に耐えられるかについてお話をしてみます。

　脳出血やくも膜下出血が発生するのは、血管が血圧に耐えきれず、破裂してしまうためです。そこで、血圧と血管の関係についても把握しておきましょう。
　人間の血管は、どれくらい血圧が上がると、破裂してしまうのでしょうか？
　脳出血が起こる場合、200 mmHg ぐらいの血圧でも簡単に血管が破裂してしまうことが多いのです。そこで、医師も患者さんも「脳出血の原因は高血圧」だと考えていることがよくあります。
　しかし、血管が健康な場合、毛細血管ではない普通の血管は血圧が1000 mmHg をはるかに超えていても破裂しません。**動脈硬化症によって血管がもろくなっているからたかだか200 mmHg くらいの血圧でも破裂してしまうのです。**
　ただ、私としても「血圧が高くても大丈夫」と言っているわけではありません。血圧が高いと、血管の動脈硬化症を促進させてしまうからです。収縮期の血圧は必ず130 mmHg まで下げることを当院では目標値にしています。

高血圧の場合、まずは動脈硬化治療を行うべき

　動脈硬化症を治療すると、たいていの患者さんは血圧が自然に下がってきます。

　ただ、当院においても完全な動脈硬化治療（LDLコレステロール値が80 mg/dl未満、最高血糖値が120 mg/dl未満）を行って、血管をきれいにしても、まだ血圧が高い方がおられます。

　これは、その方が遺伝的に血圧が高い体質（本態性高血圧）であると考えられます。こういったタイプの方には、当院でも降圧剤の処方を行い130/80 mmHg未満に血圧をコントロールします。

　一般的に「高血圧」と診断され降圧剤の投与をされている患者さんの中で、本当の「本態性高血圧」と思われる患者さんの数は、当院の動脈硬化治療の成績の解析からみても、それほど多くないと感じております。

　高血圧で当院を受診される患者さんでは、動脈硬化治療を行うと、正常に血圧が下がってしまう方がかなり多いのです。そこで、高血圧でお悩みの場合にはまずは動脈硬化治療を行う必要があります。

　このことは私が発表した動脈硬化症の最初の論文に詳細に記載しています。

第8章　動脈硬化症の正体と解決数値

　当院で発見した重要なポイントは、2つあります。それは、動脈硬化治療のための根本数値と日本人の4種類の血管パターンです。

　この章では、まずは当院における長年の調査によって明らかになった「動脈硬化治療の根本数値」について説明していきたいと思います。

動脈硬化治療の根本数値

　当院において採用している「動脈硬化治療の根本数値」をご紹介します。

- LDL コレステロール値　　　80 mg/dl 未満
- 最高血糖値　　　　　　　　120 mg/dl 未満
- 中性脂肪値　　　　　　　　150 mg/dl 未満
- 血圧　　　　　　　　　　　130/80 mmHg 未満

　特に、LDL コレステロール値と血糖値が大切です。
　血糖値を 120 mg/dl 未満にコントロールすると、HbA1c の数値は、およそ5.1％以下となります。

第1
LDLコレステロール値について

　どのようにして、私がこの数値に至ったのか、まずはLDLコレステロール値から確認していきます。

　先にもご紹介しましたが、明らかな動脈硬化疾患がある場合のLDLコレステロール値については、アメリカではすでに70 mg/dl 未満が基準値となっていましたし、最近では55 mg/dl 未満に下げられています。これは、多くの患者さんを治療した結果の統計的数値です。

　最初から根拠があったわけではありません。

　当院では8年前からこの数値と同じ数値に達しています。

　私自身の治療前のLDLコレステロール値は、180 mg/dl を超えていましたが、ストロングスタチンとエゼチミブ（腸からのLDLコレステロールの吸収を抑制するお薬）を内服することで、数年前から50 mg/dl 程度にコントロールしています。

　この数値は、私の体調の状態によって決定したものです。

　この数値に抑えるようにしてからというもの、私は体調も良く体に何の問題もなく、以前より格段に体調が改善しているので、この判断は正しいものと考えておりました。

　そこにもってきて、今回のアメリカの55 mg/dl 未満との発表があったので、さらにその考えは確信に変わりました。

　ただ、LDLコレステロールの目標値をもっと下げてもよ

いのかもしれません。

　動脈硬化症の患者さんの中には、遺伝的にLDLコレステロール値が非常に高く、通常のストロングスタチンを上限まで使っても、目標値にまで全く下がらない方がおられます。このことは以前から問題になっていて研究がすすめられてきました。そして、最近、LDLコレステロール値を下げる注射薬が開発され、患者さんに投与されるようになっています。この薬は相当効果が高いのですが、量的なコントロールがむずかしいので、アメリカではLDLコレステロール値が20 mg/dlくらいまで下がってしまっている患者さんが多く見られるようです。しかし、投与を止めるとLDLコレステロール値が大幅に上がってしまうので中止するわけにはいきません。

　このように、LDLコレステロール値が20 mg/dlぐらいまで下がると動脈硬化症はどうなるのでしょうか？　体に問題は起こらないのか？　この点については現在研究中で、はっきりとしたことはわかっていないのですが、中間報告がすでに出ています。

　結論として、さほど大きな問題は起こっておらず、動脈硬化症に対する成績は良いようです。

　このようなことがあるので、LDLコレステロール値を相当下げても人体に悪影響はないのかもしれません。

■ LDLコレステロール値80 mg/dlの根拠

　LDLコレステロール値について、私は80 mg/dl未満を推

奨しています。
　この数字は、どこから出てきたのでしょうか？

　海外のガイドラインの数値も、私がはじき出した数値も、同じように80 mg/dl を切っています。
　これには赤血球が毛細血管内を流れる仕組みが、大きく関わっているのではと私は考えています。
　末端の毛細血管の太さは5 μm ですが、赤血球の大きさは7 μm です。つまり、毛細血管の太さより赤血球の大きさのほうが大きいということです。
　では、どうやって赤血球は毛細血管の中を流れているのでしょうか？
　赤血球は基本的に円盤状の形をしているのですが、毛細血管を通過する場合はロケット型に変形して細い血管内を流れているのです。
　しかし、赤血球はLDL コレステロール値が高くなると、ロケット型に変形しなくなります。すると、毛細血管にうまく血液が流れなくなります。この問題は九州大学の丸山先生が論文で報告されています（参考論文6）。
　これは、あくまで動物実験による結果ではありますが、当院の患者さんでもLDL コレステロール値が80 mg/dl を少しでも超えると、みなさま、とたんに体調が悪くなります。

　動脈硬化症の治療を開始し、内服によってLDL コレステロール値を下げていっても、一定のペースで下がり続けるわけではありません。治療の初期には数値が上がったり下がっ

たりを繰り返します。数値が安定して低下するまでには、1年くらいかかります。このように一進一退を繰り返しているとき、LDL コレステロール値が 70 mg/dl くらいに下がっていても、一時的に 80 mg/dl を超えてしまうことが起こります。

このようなとき、途端に患者さんの具合が悪くなってしまうのです。風邪をひきやすくなったり、治りにくくなったり、血圧が高めになったり、めまいを起こしたりします。

このことから、人間の赤血球の変形ができなくなる LDL コレステロール値は、80 mg/dl 付近だと私は考えています。このことに関しては今後の研究が待たれるところです。

第2
血糖値について

■血糖値における血管障害帯（130〜140 mg/dl）の発見

次に、血糖値について、ご説明します。
LDL コレステロールの数値は、当院が治療目標を設定するまでに、すでに参考となる研究がいくつか存在したため比較的設定が簡単でした。

しかし、血糖値については、参考資料や論文が全くなかったため、目標値に達するまでに、かなりの研究と苦労が必要

でした。

　私自身の体を使い、血糖値を下げてゆきましたが、どのような薬をどのように使ったら安定的に下がるのかがはっきりせず、試行錯誤の連続でした。自分の身体で試した結果、血糖値の下げ方や血糖値の目標値についてある程度、目途がついてから患者さんに治療を行うようになりました。
　その結果、血糖値の目標値については最高血糖値が120 mg/dl 未満であるという結論にたどりつきました。

■最初の論文の中で発表した内容

　そこで血糖値の目標値について、その詳細を論文として発表するレベルまで至りました。

　血管年齢が高く、明らかな動脈硬化症があると診断した76名の高血圧症の患者さん（高血圧の遺伝的因子が明らかでない）に対し、LDL コレステロール値と血糖値のみの治療を行いました。

　まず初めに、全員の LDL コレステロール値を 70 mg/dl 程度にもっていきましたが、それだけでは、血管年齢は正常化しませんでした。

　そこで、全員の血糖値測定を頻繁に行い、HbA1c もチェックしました。ただ、糖尿病学会が基準としている血糖値を超

えている方はほんの数名で、ほとんどの患者さんは正常範囲でした。

そこで、一般の血糖検査でもよく行われる「75ｇブドウ糖負荷試験（OGTT）」という検査を実施してみました。ブドウ糖負荷試験とは、ブドウ糖を投与してから一定時間後に血糖値を測る検査です。

この検査ではブドウ糖75ｇの内服後、主として60分、120分に、注射器で採血を行い、血液中の血糖値を測定するのですが、やはりほとんどの患者さんがこの検査においても正常基準値内でした。

患者さんは明らかに動脈硬化症なのに、血糖値は正常範囲なのです。

この結果から、私としては「学会が定めるHbA1cや75ｇブドウ糖負荷試験の正常と異常の基準値の設定そのものがおかしいのではないか？」と考えました。

現在では、食後高血糖値が注目されるようになり、特に1時間以内の血糖値の上昇（血糖値スパイク）が動脈硬化症の大きな原因になっているとして注目を集めるようになりましたが、8年前の当時は誰も全く注目していなかったのです。

そこで当院では、再度、患者さんにブドウ糖負荷試験を行い、1時間以内の血糖値を10分おきに測定してみました。

この検査をしたとき、さすがに10分おきに注射器で採血するのは患者さんに気の毒ですから、自分で血糖値を測定するためのキットを使用して、私自身が患者さんの人さし指か

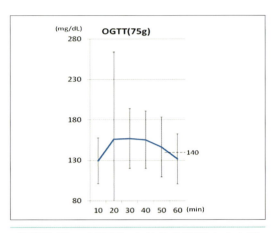

(図30) 75g OGTTにおける1時間内の血糖値の推移
(LDLコレステロール値、中性脂肪値は目標値内)

ら少量採血して血糖値を測定しました。その結果が、図30のグラフです。

その時にとんでもない事実に気がつきました。

血糖値が120 mg/dl 未満だと、採血針で突いても普通に血液が出てくるのですが、血糖値が130〜140 mg/dl になると、血管が狭くなるのか、急に血液が出なくなり、血糖値を測定しにくくなるのです。

逆に、血糖値が140 mg/dl を超えると、血管が異常に拡張するためか、血液がたくさん出るようになります。

例えば、ご飯を食べた後に体が温かくなって眠くなる方は、血糖値が140 mg/dl 以上の血管拡張と血流の低下の状態だろうと推測されます。

第8章　動脈硬化症の正体と解決数値

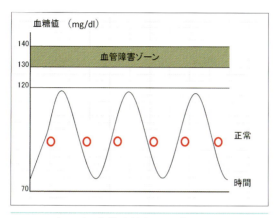

（図31）食後血糖値と血管の変化

　私はこの結果を受けて、もしかすると「130〜140 mg/dlの血管収縮が血管内皮細胞を障害して動脈硬化症を起こしているのではないか？」と考えました。

　そこで、この血糖値帯を「血管障害帯」と名付けました。そして、この血糖値の血管障害帯を避けて「120 mg/dl 未満に血糖値を維持すれば、血管が障害されなくて済むのではないか？」「つまり、動脈硬化症が完全によくなるのではないか？」と推測するようになりました。

　そこで、患者さんには血糖値の上昇を抑える薬を少量内服してもらい、できるだけ炭水化物を控えてもらって、食後1時間以内の血糖値を自分で測定してもらい120 mg/dlを超えないように食事の調節をしていただきました。

　そうすると、全員の血管の動脈硬化症が改善しだし、血圧が低下し、血管年齢が正常化したのです。

その結果として、全員高血圧があったのですが、血圧が著明に低下し全く正常化して平均110/70 mmHg となりました。

つまり、私の仮説が証明されたわけです。
　私自身も、動脈硬化症の治療をする前は、食後にすごい睡魔に襲われていましたが、食後の血糖値を120 mg/dl までに抑えると、全く眠くなくなりました。
　この結果から食後の血糖値が高くなって140 mg/dl 以上になる方は、血糖値の上昇と、その後の下降で130〜140 mg/dl を通過するために、2回血管障害を起こしてしまうことになります。
　一日3食摂られる方は、一日に6回血管障害を起こして血管に強い負担をかけているということです。
　このことは血管にとって大変危険です。血管をぼろぼろにしてしまいます。一般の方に言える血糖値に関するアドバイスは、食後眠くならない程度の炭水化物に制限したほうが良いということです。また、食後、胃酸が上がってきたり、酸っぱいげっぷが出てきたりする場合は血糖値が高くて血管障害帯に血糖値があり、またはそれを超えているので胃酸の分泌が増えていると考えられます。それを避けるように炭水化物を制限すべきでしょう（逆流性食道炎の項で詳しく述べます）。

■血糖値が高いと感染症にかかりやすい

　ところで、血糖値が高いと感染症にかかりやすくなりま

す。

例えば、糖尿病になると多くの感染症を合併してきます。糖尿病患者の感染治療が大変なことは、どのドクターも経験としてよくわかっておられることでしょう。

私の毎日の診療で気がつくことですが、糖尿病の方の場合、ある程度元気な方と比べると、同じ流行風邪をひいても治りが悪く、費用も時間も倍以上かかるのです。特に、肺炎になると大変です。血糖値が高い方は命に関わってきます。

コレステロールの治療に関しては、いい薬ができているので内服すれば１週間程度で、すぐに目標値へ達しますが、血糖値はそうはいきません。日頃から気をつけて、炭水化物を控えぎみにしないと、なかなかコントロールできるものではありません。本人が知らない間に糖尿病にかかっていることがよくあります。

2017年現在において、厚生労働省の発表では日本人の糖尿病は人口の27％に達するとされており、糖尿病患者は、確実に増加しています。この傾向は世界中共通で、中国の最近の報告では成人の２人に１人が糖尿病の可能性があると報告されています。

コラム
炭水化物依存症について

いま、私に「コレステロールと血糖値、どちらが怖いのですか？」と尋ねられたら、まず「血糖値」と答えます。

血糖値が高い方は明らかにコントロールがむずかしく、治

療が困難だからです。

　コレステロールに関してはストロングスタチンという優れた薬が日本人により開発されていて、内服すると1週間もあれば、簡単に目標値の80 mg/dl 未満に持っていけるからです。

　また、血糖値が高い人は、炭水化物依存症になっている場合がほとんどです。依存症になると、脳が甘い物を欲するようになるので、抜け出すには、かなりの忍耐と努力も必要です。

　依存症の患者さんの血糖値を測定すると、正常値の限度である120 mg/dl を超える状態でも、お腹がすいたり炭水化物がほしくなったりします。血糖値が正常な場合には、75～80 mg/dl くらいの血糖値でお腹が空いてきたり甘いものがほしくなったりしてきますが、依存症になっていると脳が高血糖に慣れてしまって、より甘いものを欲するように変化してしまっているのです。
　この脳の状態を正常化するためには時間と我慢とが必要となるので、高血糖を治療することはかなり大変になってくるのです。
　その上に、血糖値の高い方の共通点として、血糖値そのものに対する無関心さが目につきます。
「〇〇さん、今日は血糖値が高いですね、こんなに高いと後々大変なことになりますよ」と伝えるのですが、全く気にせず「へへへー」で終わる方が多いのです。

「高血糖はがん、認知症になりやすいから気を付けてね」と言うのですが全く無関心な方が多いのがとても残念です。

きちんとした血糖値の目標値（120 mg/dl 未満）も告げているので、患者さんご本人もそれを理解されているはずなのですが？

私としては不思議でなりません。

少し愚痴をこぼしてしまいました。愚痴はこの辺にして本題に戻りましょう。

重要ポイント
一般健康診断における血糖値の数値について

ところで、私が最近気になっているのが、一般健康診断における血糖値の項目です。

健康診断では、空腹時血糖値または HbA1c のどちらかを検査するとされているのですが、空腹時血糖値を測定されている場合が多く、HbA1c を測定されているケースが最近は少ないようです。

残念ながら、空腹時血糖値の測定はあまり意味がありません。

空腹時血糖値が高くて検査に引っ掛かる場合は、すでに食後だけでなく、それ以降の血糖値も常時高い場合です。この状態は相当に高血糖が進行しているケースです。

これでは何のための検診か？　私としては全く意味が理解できません。せめて HbA1c ぐらいは測定していただきた

いのです。ただし、このHbA1cも糖尿病の診断基準としては6.5％以上となっていますが、このような数値になってしまったらすでに相当に悪化しているので、元に戻すのが大変です。

HbA1cが6.5％まで上がる前に対処すべきです。

このような現在の健康診断の状態ですので、死亡率が下がらなかったり、健康寿命が延びなかったりするのも当たり前なのです。

当院でのHbA1cの目標値は、5.1％以下です（最高血糖値120 mg/dl未満）。

当院では、みなさんの上がってしまった血糖値を下げてこの数値をめざします。

一般に糖尿病は治らないと考えられていることもありますし、医師ですら糖尿病が治らないと考えている方が多いのですが、**糖尿病は、確実に治る病気です。**

私自身も、元々、HbA1cが6.4％くらいありましたが、現在は4.9％まで下がっています。

一般的に糖尿病が治らないと考えられているのは、血糖値をどこまで下げれば正常であるのか、そしてそれによって血管が若返るのか、誰もわかっていないからです。

当院では、私自身を使った研究結果により、これらの答えを把握しており、血糖値の目標値を120 mg/dl未満と定めて

います。

患者さんも努力して、120mg/dl未満に血糖値をコントロールされると、良い結果が待っています。

そのためには、まずLDLコレステロール値を80mg/dl未満にコントロールしておくべきで、その結果として血糖値も下がりやすくなります。血糖値を下げていくと、動脈硬化がどんどん取れて体が楽になってきます（なぜLDLコレステロール値を先に下げる必要があるのかは138頁の「第4　学会や専門医が、血糖値の基準を下げられない理由」で詳しく説明いたします）。

最近、日本でも糖尿病に関する大きな発表があり、LDLコレステロール値を80mg/dl未満にコントロールしている群とコントロールしていない群に分けてその後の動脈硬化疾患の発生率を検討したものでは、明らかにLDLコレステロール値を80mg/dl未満に下げたほうが糖尿病のコントロールもよく、動脈硬化症の発生率が抑えられることが報告されています。

血糖値が高いと、血管がもろくなる

■糖尿病患者でba-PWV検査で血管年齢が「正常」と誤って出てしまう問題について

私は、たくさんの動脈硬化症の患者さんを観察することにより、不思議なことに気づきました。当院では動脈硬化症

の検査をするとき必ず血管年齢（ba-PWV）を測定しますが、糖尿病をお持ちの動脈硬化症の方の場合、血管年齢が正常と出る方の割合が相当に高かったのです。
　脳梗塞や心筋梗塞など、ひどい動脈硬化症があるにもかかわらず、血管年齢が正常と出るので明らかに間違っています。

　何故、この機械は正常と判断してしまうのでしょうか？
　この問題を解決するにあたって、さまざまな疾患に注目してみました。

例えば、骨折のケースです。

　これに似た話が、骨折のケースにもあるようです。
　以下は、私の親友（整形外科医）から聞いた話です。

　最近は、骨粗しょう症の治療薬が進歩したため骨密度（骨の中のカルシウム密度）が十分ある方が増えました。しかし、骨密度が十分でも簡単に骨折を起こす高齢者が結構いらっしゃるのだそうです。
　骨は、骨の周りに存在する骨質（カルシウムが主体となっている骨の外側の組織）と、外側の骨を支える働きをする海綿骨である骨梁（骨の内部の組織）の２つの組織からできています。
　とりわけ、骨梁の構成要素はコラーゲン組織がたくさん含まれています。

第8章　動脈硬化症の正体と解決数値

　骨折は骨質の損傷だけではなく、骨梁がもろくなった場合にも起こります。割合にすると、外側の骨質が原因である場合が6割、内部の骨梁（コラーゲンを含む）が原因である場合が4割です。骨密度で測れるのは、外側の骨質だけなので、骨梁に問題がある場合、見かけの骨密度が高くても骨折が起こりやすい方が多いのです。
　実は、コラーゲンが成分の一部分である骨梁は、高血糖に弱いようです。

　そのために糖尿病の患者さんでは、特に骨梁（海綿骨）の骨折をよく見かけるようです。コラーゲン組織が高血糖によって、ボロボロになり、海綿骨がもろくなっているからです。

　動脈硬化症でも、これと同じように血管の構成組織の主成分であるコラーゲンが高血糖によって、ボロボロになっている可能性があります。

　この仮説を証明するため私は明らかに動脈硬化症がある患者さんの中で血管年齢が正常と出た方、異常と出た方に分けて、双方の HbA1c についての検討を行いました。
　すると、HbA1cが5.7％を超えると、血管年齢が正常と出る割合が高くなることに気がつきました。
　この数値を超えると、臨床的には明らかな動脈硬化症があると判断されるのに血管年齢測定器が間違った判断をしてしまうのです。

これは、血管年齢測定器の限界といえるかもしれません。

測定器では、本来、しなやかで柔らかい血管と、高血糖でボロボロに柔らかくなった血管の区別ができないのでしょう。

血糖値が高く、血管がボロボロになると、たとえ検査結果が「正常」であっても簡単に血管が破れて脳出血を起こしたり、梗塞を起こしたりするリスクも高まるので、より注意が必要です。

最近、海外で動脈硬化血管に関して、私の意見を支持する興味深い論文が発表されました。

数万人を対象に、血糖値だけに注目して、HbA1cがどれぐらいを超えてくると、深刻な動脈硬化疾患（脳梗塞、心筋梗塞、狭心症など）を起こすか、という統計的調査研究が行われています（参考論文7）。結果は、HbA1cに換算すると5.7％以上となっており、私のデータと全く同じ結果が出ています。この調査研究データを見て私は納得がいきました。血管が高血糖でもろくなると動脈硬化症がひどくなることがわかってきました。

一方、日本の血糖値を専門としている学会が治療目標としているHbA1cは7.0〜8.0％台です。これでは、糖尿病の患者さんは救われません。動脈硬化疾患を減らすためには、是が非でも、血糖値をHbA1cで5.6％以下に抑えなければならないのです。なお、理想は私が提唱している5.1％以下

です。

つまり高血糖の怖さは２つあるのです。

(1) 高血糖による血管の脆弱化
(2) 血糖値の血管障害帯（130～140 mg/dl）における血管内皮障害

第3
動脈硬化治療で、糖尿病が治る

動脈硬化症が改善すると、糖尿病が治ります。

ここで、すい臓を思い浮かべて下さい。すい臓内のβ細胞という細胞は、インスリンを分泌して血糖値を下げる働きをしています。

日本人は、元々、β細胞の働きが弱くインスリンが出にくいので糖尿病になりやすい民族です。

そして、すい臓の血管が動脈硬化症を起こすと、β細胞に血液が流れなくなるためインスリンがきちんと分泌されなくなります。これが根本的な高血糖や糖尿病の原因です。

つまり、高血糖自体が動脈硬化症を誘発して、その結果としてインスリンが出なくなり、さらなる高血糖を起こして動脈硬化症を起こすという完全な悪循環を起こしてきます。

これが高血糖の本当の恐ろしさです。

動脈硬化症を起こすと、LDLコレステロールの血中の代

謝も悪くなり、LDL コレステロール値が上がってきて、さらなる動脈硬化症を引き起こします。

　これを元に戻すためには、当院の動脈硬化治療を進めるしかありません。
　その結果として、動脈硬化治療の効果が出てくると、すい臓のβ細胞に血液が十分に流れるようになり、β細胞の機能が回復してインスリンが良好に分泌されるようになります。
　治療前は少しの炭水化物を摂っても血糖値が上昇していた方でも、動脈硬化症が取れてくると、以前と同じものを食べても血糖値がそれほど上がらなくなってきます。
　そこが当院の治療の最も優れている点だと考えています。

　動脈硬化治療をすると、血糖値が悪くなる前の健全に近い状態に持っていくことができます。
　そのために動脈硬化症の治療を頑張って行っていただくと、ふだんインスリンを打っておられる糖尿病のひどい患者さんでも自分自身のインスリンが増えるので、注射を打たずに済むようになります。
　インスリンを打っている糖尿病の患者さんが当院で動脈硬化治療を行われるとインスリン注射を止めることができます（患者さんの頑張りが必要です）。
　元々、インスリンを打つ前の HbA1c が13〜15％ぐらいあり、インスリンを打って8.0〜9.0％まで下がっていた方が、数名、めまい、難聴の症状で当院へ治療を受けに来られたことがあります。それらの方は動脈硬化治療を行い、血管

年齢が正常化すると、めまいも治まってインスリンもやめ、HbA1cが5.0〜6.0%に安定しています。当然患者さんの血液中のインスリンはかなり増加します。

このようなことは糖尿病が動脈硬化症の一つの症状であると理解しないと、説明できません。

ただ単に、血糖値が高いからということで、薬で血糖値だけを下げても、対症療法に過ぎないのです。

一般的な糖尿病の実臨床では、患者さんに対して「運動してくださいね」「炭水化物は少し控えて下さいね」と指導される医師が多いと思いますが、そのような指導に従って患者さんが努力をしても、結果としてあまりあらわれてきませんし、体調が良くなるという実感もあまりないと私は推測します。

そうした場合、治療への意欲も失われることも懸念されます。

現在の血糖値の専門家の間では、目標のHbA1c値が7.0〜8.0%くらいとされていますが、これでは全く糖尿病が改善されませんし、むしろ動脈硬化症はどんどん悪くなっていきます。

本当のHbA1cの目標値は5.1%以下なのですから。糖尿病のみなさまには、このことをよくご理解していただきたいのです。

第４
学会や専門医が、血糖値の基準を下げられない理由

血糖値の適正な数値は5.1％以下であるにもかかわらず、なぜ、糖尿病専門医は、HbA1cの基準値を7.0％以下に下げようとしないのでしょうか？

ここで、ご紹介したいのは2008年に北米で行われた「ACCORD STUDY（アコードテスト）」という血糖値に関する大規模研究です（参考論文８、図32）。

この研究ではHbA1cが7.0〜7.9％くらいの糖尿病患者さ

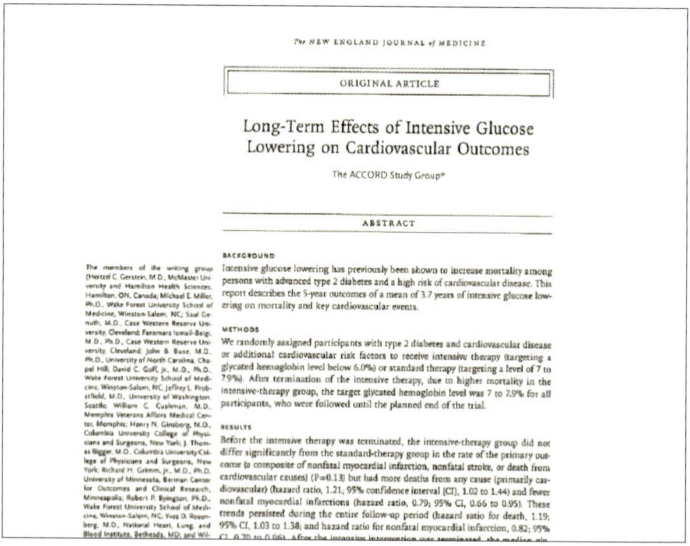

The NEW ENGLAND JOURNAL of MEDICINE

ORIGINAL ARTICLE

Long-Term Effects of Intensive Glucose Lowering on Cardiovascular Outcomes

The ACCORD Study Group*

ABSTRACT

BACKGROUND

Intensive glucose lowering has previously been shown to increase mortality among persons with advanced type 2 diabetes and a high risk of cardiovascular disease. This report describes the 5-year outcomes of a mean of 3.7 years of intensive glucose lowering on mortality and key cardiovascular events.

METHODS

We randomly assigned participants with type 2 diabetes and cardiovascular disease or additional cardiovascular risk factors to receive intensive therapy (targeting a glycated hemoglobin level below 6.0%) or standard therapy (targeting a level of 7 to 7.9%). After termination of the intensive therapy, due to higher mortality in the intensive-therapy group, the target glycated hemoglobin level was 7 to 7.9% for all participants, who were followed until the planned end of the trial.

RESULTS

Before the intensive therapy was terminated, the intensive-therapy group did not differ significantly from the standard-therapy group in the rate of the primary outcome (a composite of nonfatal myocardial infarction, nonfatal stroke, or death from cardiovascular causes) (P=0.13) but had more deaths from any cause (primarily cardiovascular) (hazard ratio, 1.21; 95% confidence interval [CI], 1.02 to 1.44) and fewer nonfatal myocardial infarctions (hazard ratio, 0.79; 95% CI, 0.66 to 0.95). These trends persisted during the entire follow-up period (hazard ratio for death, 1.19; 95% CI, 1.03 to 1.38; and hazard ratio for nonfatal myocardial infarction, 0.82; 95% CI, 0.70 to 0.96). After the intensive intervention was terminated, the median gly-

The members of the writing group (Hertzel C. Gerstein, M.D., McMaster University and Hamilton Health Sciences, Hamilton, ON, Canada; Michael E. Miller, Ph.D., Wake Forest University School of Medicine, Winston-Salem, NC; Saul Genuth, M.D., Case Western Reserve University, Cleveland; Faramarz Ismail-Beigi, M.D., Ph.D., Case Western Reserve University, Cleveland; John B. Buse, M.D., Ph.D., University of North Carolina, Chapel Hill; David C. Goff, Jr., M.D., Ph.D., Wake Forest University School of Medicine, Winston-Salem, NC; Jeffrey L. Probstfield, M.D., University of Washington, Seattle; William C. Cushman, M.D., Memphis Veterans Affairs Medical Center, Memphis; Henry N. Ginsberg, M.D., Columbia University College of Physicians and Surgeons, New York; J. Thomas Bigger, M.D., Columbia University College of Physicians and Surgeons, New York; Richard H. Grimm, Jr., M.D., Ph.D., University of Minnesota, Berman Center for Outcomes and Clinical Research, Minneapolis; Robert P. Byington, Ph.D., Wake Forest University School of Medicine, Winston-Salem, NC; Yves D. Rosenberg, M.D., National Heart, Lung, and Blood Institute, Bethesda, MD; and Wil-

（図32）

んを2群に分け、一方は従来通りの治療を継続して数値を維持し、もう1つの群では血糖値の薬を増やしてHbA1cの目標値を6.0％以下に持っていく強化群にして、動脈硬化症に対する効果を比較観察しました。

　試験をする側としては、強化群のほうが当然良い治療成績が出ると期待していました。
　しかし、強化群で動脈硬化症による死亡（脳梗塞、脳出血、心筋梗塞、心不全など）が相次ぎ、1年も経たないうちに試験が中止となってしまったのです。
「血糖値を下げた方が、むしろ死亡率が高くなってしまった。しかも理由はわからない」
　この結果のため糖尿病の専門医は怖くて血糖値を下げられなくなってしまったのです。

　しかし、これは血糖値が下がったから死亡率が上がったのではありません。
　この論文の盲点は血糖値を下げることしか考慮していないことです。私もこの論文に目を通しましたが、LDLコレステロール値に関しての記載はほとんどなく、動脈硬化症の観点から血糖値の治療が行われていないことがわかります。
　私としては、これらの死亡者のLDLコレステロール値は、おそらくかなり高かったのではないかと推測しています。

　LDLコレステロール値が高く動脈硬化症がひどい場合、むやみに血糖値を下げると、図33に示す130〜140 mg/dlの

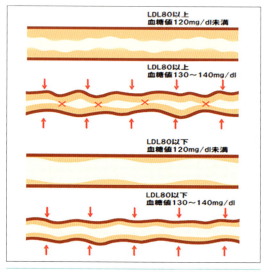

（図33）
LDL コレステロール値を 80 mg/dl 以上と 80 mg/dl 未満で分けた血管障害帯での末梢血管状態を示す。

血管障害帯に頻繁に当たってしまうので、ただでさえ高LDL コレステロールでの動脈硬化症によって血管が狭くなっているところに血管が収縮してしまい、一気に血管の詰まりが悪化します。

すると、脳梗塞や心筋梗塞につながります。これが上記の高い死亡率の原因であり、ACCORD STUDY が失敗に終わった理由である、と私は考えています。

事実、当院を受診される患者さんで血糖値が高い方は、まずは LDL コレステロール値を十分に 80 mg/dl 未満に下げて

から血糖値の治療を行いますから、その場合には、何の副作用もありません。ACCORD STUDY のような恐ろしいトラブルなしに、血糖値を安定して下げることができています。ただ、LDL コレステロール値が目標以下に下がっていても、血糖値の血管障害帯だけでもある程度の動脈硬化症は起こしてきますので、できるだけ早くそれより下の120 mg/dl 未満に持っていかなければなりません。むしろ、医師側からすると、このことのほうがはるかにむずかしく、高度なテクニックを要するのです。

血糖値の治療に関するさまざまな条件

　私は、単に炭水化物を減らしたからといって、血糖値を十分に下げることはできないと考えています。

　血糖値を下げるためには、さまざまな条件が必要だからです。

　まずは LDL コレステロール値が重要ですが、それ以外にも十分に睡眠をとることが必要です。科学的には、毎日６時間半以上寝ないと、血糖値は安定して下がりません。ストレスホルモンの関係があるからです。

　同時に、適度な運動も必要です。

　激しく走ったりする必要はなく、歩くのがいちばん良いのですが、最低でも30分くらいは継続してウォーキングする必要があります。

　特に、血糖値を下げるには、足の筋肉を鍛えることが重要です。足の筋肉は血糖コントロールに大切な器官だからで

す。血糖値が高いときには吸収してくれますし、低いときには血液中に糖を放出してくれます。足の筋肉はいわゆる血糖値のプールのようなものと私は推測しています。ですから運動をせずに足の筋肉が発達していない方（例えば老人）は血糖値のコントロールがむずかしいのです。

また、炭水化物を摂り過ぎていると、血糖値は下がりません。

最近では、さまざまな血糖値に関する優れたお薬が出てきましたが、どれも血糖値を上げないようにする薬です。その為、薬の効果以上に炭水化物を摂ると血糖値が上がってしまいます。

純粋に血糖値を下げるお薬としては、「SU剤」がありますが、必要以上にこの薬に頼ってしまうと、低血糖の危険性が高まります。当院ではどうしても使わなければいけないとき、少量を使用するのみで薬に頼りすぎることはしません。結局、炭水化物をある程度、患者さん自身で制限することが必要です。これができない方は、動脈硬化症の治療が難しくなります。

ストレスがあると、血糖値が下がりにくい

さらに重要なのはストレスです。ストレスは動脈硬化症においていちばん厄介な問題です。ストレスがかかると、スト

レスホルモンが上昇しますが、複数あるストレスホルモンは、いずれも血糖値を上昇させる性質を持っています。現在、一般の血糖値治療において使われている薬の多くは、このストレスホルモンの分泌を抑制する効果を持つものが多いのです。

　私の医院でも、ストレスがかかる仕事についておられる方は、気の毒なくらい血糖値が上がります。
　例えば、以前、当院にめまいで困っておられた学校の先生がかかられていました。その方の場合、長期間の治療を続けて最終的には動脈硬化症も取れ、めまいも治りましたが、学校に対するストレスがかなり強かったので、一時期はひどいうつ病にもかかっておられました。その頃は朝食後の血糖値が100 mg/dlでも、いざ出勤しようというときに血糖値を測ると、160 mg/dlを超えていることが多いとおっしゃっていました。それだけストレスと血糖値が関係しているということです。
　私も、ひどいうつ病を経験していますから、ストレスの辛さはよくわかります。

　ですから動脈硬化治療においてはストレスも大きなウエイトを占めますので、そちらのケアも十分にできないと完全治療はむずかしいのです。
　治療時は、抗不安剤や抗鬱剤を投与してでも、できるだけストレスから解放しなければなりません。
　私は自分自身がひどいうつ病だったので、関係する薬をた

いてい自分の身体で試しています。患者さんに対しても、有効な精神のコントロールをして差し上げることができます。しかし、なかなか困難な場合には懇意にしている精神科の医師の応援をもらいながら治療を行っています。

　このようにして、ストレスケアも進めながら治療を行うと、血糖値もきれいに下がってきて動脈硬化症もきれいになってきます。こうなると、脳血流が増えて割とストレスに対して抵抗性が出てきます。これは私の実体験から申し上げていることです。

　事実、当院にはめまいや難聴の患者さんが来られますが、いわゆるパニック症状を合併されている方も多いのです。特に、男性に多いのが車で運転していてトンネル内に入ると緊張する、渋滞によってトンネル内で車が止まってしまうと冷や汗が出て、めまいも出てきて、気分が悪くなるという方ですが、当院の治療が完成すると全く症状が出ないと全員が言われます。やはり、この治療で血流が良くなると、脳に対してもかなりの効果があるようです。

血糖値調整のための、炭水化物制限方法について

　血糖値の調整のために、ある程度の炭水化物の制限が必要です。
　HbA1cが正常に近い方の場合、炭水化物を少し控えるだけでも、十分に目標値を達成できます。
　しかし、HbA1cが高くて血糖値が高い方は、炭水化物を

相当控えなければなりません。

　まずは、ご飯を減らすことです。早く血糖値を安定的に下げたい方は、ご飯をやめると効果的です。私の場合、ご飯の代わりに豆腐をたくさん食べました。特に、木綿豆腐の硬いものが、腹持ちがいいです。厚揚げでもいいですし、日替わりで焼いたり揚げたり、冷ややっこでいただいたり、毎日のことですので、飽きがこないように工夫しました。

　どうしてもご飯を食べたい場合には、玄米ご飯にすると良いです。それも冷やご飯が血糖値には有効です。

　ここで押さえておくべきことは、以下のポイントです。

- ●精製された温かいご飯ほど血糖値が上がりやすい
- ●ご飯を食べる前に必ずおかずを先に食べる
- ●野菜でも煮たり焼いたりしたものより、生のほうが血糖値が上がりにくい
- ●野菜に油が混ざるともっと良い
- ●野菜以外でも炭水化物以外のできるだけ消化の悪いものが有効
- ●海藻、こんにゃくなども有効

　また、炭水化物を摂るときでも、できるだけ混ざりものがたくさんあるほうが良いのです。例えば、パンを例にとると、真っ白な柔らかいパンより食物繊維の多い茶色いパンやライ麦パンの方が良いです。

混ざりものがあるものも、食事の最後に摂るべき。

　また、パンを食べる時もバターやオリーブオイルと一緒に食べるほうが、糖の吸収が悪くなります。

　おかずは、できるだけたんぱく質と脂肪をたくさん摂ることをお勧めします。血糖値のことを考えると、肉よりお魚の方が有効です。魚肉たんぱくが胃に入ると、血糖値の吸収をかなり抑制することが最近わかっています。
　魚肉ソーセージは、手軽に食べられますし、値段も安いです。

　より詳しい食事方法は、炭水化物ダイエット専門誌がたくさん出ていますから、一度ごらんになると良いでしょう。ここに紹介するのは京都高雄病院理事長・江部康二先生が書かれている『糖質制限の教科書』（洋泉社）です。実践法とその理論が詳しく書かれていますので、参考にされると良いと思います。

実は炭水化物ダイエットだけでは、血糖値を下げられない
（完全な動脈硬化治療にはならない）

　血糖値を下げるため、最近人気の炭水化物ダイエットを行うケースがあります。炭水化物ダイエットとは、炭水化物を摂らないダイエット方法です。

確かに、血糖値を下げるためには、炭水化物の制限は有効です。

当院でも、糖尿病患者自身で炭水化物ダイエットを行っており、完全に炭水化物をやめられている方を数例診察した経験があります。

しかし、それらの患者さんのHbA1cも、5.6〜5.8％くらいで当院の目標値である5.1％以下にはなかなか下がらないのです。LDLコレステロールの値やストレス、生活環境などさまざまな要因から、当院の目標としているHbA1cの値（5.1％以下）には簡単には下がらないのだと感じました。

炭水化物ダイエットだけでは十分な健康は保てないので、専門医の指導のもと、適切な方法で食事療法を取り入れながら治療を進めることが大切です。

炭水化物ダイエットは、ときに危険を伴うので、注意が必要

LDLコレステロール値が高く、動脈硬化症がある程度進行している方は、むやみに血糖値だけを下げると、先に述べたACCORD STUDYと同じ結果を招いてしまう危険性があります。

つまり、LDLコレステロール値が高く、動脈硬化症がかなり進行している方の場合、無理やり炭水化物だけを減らしても血糖値が血管障害帯にかかってきた場合、動脈硬化症がさらに悪化する場合があるからです。

日本においても、炭水化物ダイエットの権威が、突然の心

臓病で亡くなられたことがありました。この方も、LDLコレステロール値が高かったようです。

　炭水化物ダイエットをどうしても行いたい方は、事前にLDLコレステロール値をしっかり調べることと、ba-PWVの検査を受けることにより、血管年齢をしっかりと把握しておく必要がありますし、そうしないと危険です。

　この亡くなられた炭水化物ダイエットの権威のニュースが流れたとき、ある女医先生がコメントをされていた内容が、私としてはとても気になりました。
　その女医先生も炭水化物ダイエットをやってみたそうですが、ある朝、目覚めるとベッドの上で両腕と両足がしびれて全く動かなくなり、怖い経験をしたとコメントされていたのです。
　その先生は、ご自身のLDLコレステロール値が高いとも述べられておりました。

　私としては、やはり当然の結果だなと納得して、自説への確信を強めました。

　以上、動脈硬化症の本質と治療方法（目標値）について述べてきましたが、この目標値をコンスタントに達成できれば、体調は一定程度良くなります。

　一定程度とは、人間の体調には、これから述べる、もう一つの大きな要因があるためです。それは、「４つの血管パ

ターン」です。

　血管パターンについて、もう少し踏み込んだお話をしましょう。

> **コラム**
> # 血管パターンとパートナー（夫婦）について

　少し脱線しますが、血管パターンに関しては、当院の調査により、面白い事実が判明しています。

　当院で患者さんに動脈硬化治療を行うとき、ついでにその方のパートナーも診察する機会がよくあります。すると、おもしろいことに夫婦の血管パターンが全く異なることに気が付いたのです。

　私は、以前、100組程度のご夫婦にアンケート調査を行い、血管パターン、性格、好みなどいろいろな項目について調べたことがあります。

　すると、同一の血管パターンで結婚されている方は、たった1組だけでした。その他はすべて異なる血管パターンの組み合わせなのです。

■それぞれの血管パターンの割合

　日本人の4種類の血管パターンは、それぞれどのくらいの割合で存在するのでしょうか？

当院では多くの患者さんの調査から、それぞれの血管パターンの方のおよその比率も判明しているのでご紹介します。

　仮に10人の人間がいるとすると、夏が苦手な方は4人（40％）、冬が苦手な方が4人（40％）、夏も冬も気にしない方が1人（10％）、夏も冬も苦手な方が1人（10％）、となります。

　この数値からすると、夏が苦手な方と冬が苦手な方のカップルが多いのは当たり前ですが、暑がり同士、寒がり同士のカップルも相当いてもよさそうなものです。しかし、これが全く見当たらないのです。

　なぜでしょうか？

　このことは、遺伝子学的に考えると、当たり前の結果ともいえます。同一の血管パターン同士が結婚してしまうと、その血管パターンの短所がより鮮明になり、病気をしやすくなる危険性があります。そのような危険を避けるため人間は、無意識のうちに自分と異なる血管パターンの人間を選んでいるようです。

　科学的にも異性を選ぶときに瞬間的に脳が相性を判断していることが明らかになっていますが、私としては、このとき、血管パターンを判断している可能性が高いのではないか

と考えています。

　なお、当院でのアンケート調査により、性格や体型、さまざまな好みについても、血管パターンに依存している部分が多いことが判明しています。

　すると、いざ結婚してみると、お互いに性格は違う、ものの好みも異なるなど、全く相容れないことになります。よく「結婚は忍耐」といいますが、まさにお互いの我慢のしあいです。

　芸能人の離婚会見などで「性格の不一致」という言葉を聞きますが、「違って当たり前、忍耐が足らない」ということかもしれません。
　エアコンのコマーシャルで、暑いの寒いのと言ってリモコンを取り合う場面がありますが、まさにあれなのです。
　ちなみに、当家では私が暑がり、家内が夏も冬も苦手なパターンです。家にいると私はじっとしているのですが家内は暑いとか寒いとか言ってエアコンのリモコンを触りまくっております。全く別の生き物なのです。

第4
血管パターンと、さまざまな疾病の関係

　4種類の血管パターンは、さまざまな疾病と、密接な関係を持っています。

当院の調査で、血管パターンにより、病気へのかかりやすさや、寿命などが大きく変わってくることが判明しました。
　BMI が低いと死亡率が高くなります。また、BMI が高い場合にも、死亡率が高くなります。この事に関しては次の項で詳しく述べます。

　では、どのタイプの方の BMI 値が低い、または高いのでしょうか？

　当院で出した血管パターン別の BMI をここにお示しします。

　夏が苦手な方の平均の BMI は、25〜26 程度です。
　これを上回る BMI の方はもっと暑がりで相当な肥満です。
　動脈硬化症もひどくなるので、死亡率が高いのは当然です。

　一方、冬が苦手な寒がりの方の BMI は、かなり低いです。このタイプの方の死亡率も、高いです。

　このタイプの方は、生まれつき血管が細いため、腸からの栄養物の吸収が悪く、骨や筋肉の発達が悪いことが想像されます。

　また、血管が細いため、少し LDL コレステロール値や血糖値が上がっただけで、簡単に血管が詰まってしまい、動脈

第8章 動脈硬化症の正体と解決数値

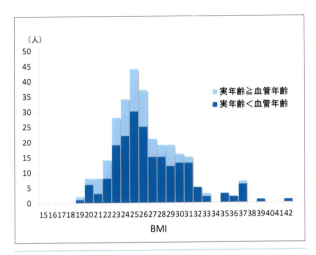

(図34) 夏× BMIの分布と血管年齢 (n=287)

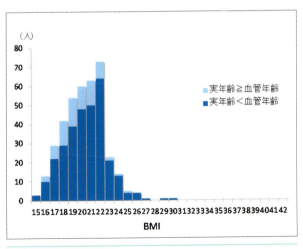

(図35) 冬× BMIの分布と血管年齢 (n=386)

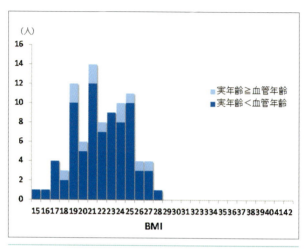

(図36)夏冬×　BMIの分布と血管年齢（n=88）

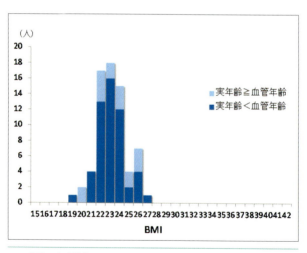

(図37)夏冬○　BMIの分布と血管年齢（n=69）

硬化症を起こしやすいのです。

冬が苦手な方の場合、当院の膨大なデータではLDLコレステロール値が100〜110 mg/dlくらいになると血管年齢が上昇してきてしまいます。

一方、夏が苦手な暑がりの血管が太いタイプの方の場合には、LDLコレステロール値が130〜140 mg/dl以上にならないと血管年齢が上昇しません。LDLコレステロール値だけで比べても、およそ30 mg/dlの差があります。

一方、夏も冬も苦手な方のBMI値は、人によってばらつきがあります。

夏も冬も大丈夫な方のBMI値は、驚くほど、きちんと一定になっています。このタイプの方は、血管がある程度太くて血流も代謝も一定であり、大変恵まれています。

第5
血管のタイプと死亡率

冬が苦手な血管が細い方は、動脈硬化症になりやすく死亡率が高いのです。また、夏も冬も苦手な方も、血管年齢が高い割合が多く冬が苦手な方と同様にLDLコレステロール値が低くても（100〜110 mg/dl程度）動脈硬化症を起こしやすいのです。このタイプの方は、おそらく血管が簡単に拡張、収縮するため、他血管パターンと比べて、血管障害が起こりやすいのでしょう。

この結果から冬が苦手なタイプと、夏も冬も苦手なタイプの方の治療を行うときには、より慎重に診察及び治療がなされるべきです。
　こうしたタイプの場合、例えば、風邪ひとつでも、血流が悪くなって免疫機能が働きにくくなり、薬の流れも悪くなり、治りにくくなってしまう可能性があるからです。

第9章　動脈硬化症が関係するさまざまな症状及び疾患の解説

この章では、動脈硬化症の特徴、留意点と当院で行っている動脈硬化治療について説明をしていきます。

動脈硬化症があっても気づかれにくい

まず、動脈硬化症になっても、自覚しにくい点を挙げます。このポイントは、これまでに何度も述べていますが、特に重要なところです。

気づかれにくい1つめの理由は、人が慣れてしまうことです。動脈硬化症は、ゆっくりと進んでいきます。そこで体調が悪化していても、人はその状態に慣れてしまうので何とも思わないのです。気づいたときには大きな発作、例えば心筋梗塞や脳梗塞、脳出血等で麻痺などが起こり、手遅れになってしまいます。

次に、血管の仕組みにも理由があります。一般的に組織に栄養を送る血管は1本だけではなく複数存在します。そのため、1本の末梢血管が詰まっても他の血管が栄養を送ってくれます。そこで組織に対するダメージが少なく、症状として出にくいのです。

例えば、先述した「ラクナ梗塞」という軽度の小さな脳梗塞はこれまで小さいのであまり気にしなくてもよいとされてきましたが、最近の研究でこの所見のある方は後に大きな脳梗塞が起こる可能性が高いことが判明しています。考えてみれば、当たり前です。小さくても、脳梗塞は脳梗塞です。細かい血管が動脈硬化症で詰まってしまっているのですから、やがて太い血管にまで動脈硬化症が進展すると大発作を起こすのです。できるだけ急いで動脈硬化症の治療を始めるべきです。

　しかし、この梗塞は小さいことや他からの血流によってカバーされることにより、なかなか気づかれにくいです。気づかれるのは、大きな発作によって重大な麻痺症状が発生してしまってからです。すでに手遅れになってしまっているのです。

　めまいや難聴がある場合にも動脈硬化症により、脳内に深刻な病気が隠れているケースがあります。そうした場合、死に直結する可能性もあります。
　そこで、めまいや難聴がある方には脳のCTやMRIの検査をおすすめしています。
　CTやMRIの撮影をすると、この梗塞を見つけることができるのです。私が患者さんに説明するときには、「保険のようなものですから何もなければ儲けもの」とお伝えしています。
　ただ、脳の動脈硬化症が起こっていても、少々のことな

ら、これらの検査では「正常」と出てしまいますので、安心しすぎると危険な面はあります。

　これまで動脈硬化症の本体及びその解決法、めまい、難聴の関係などについて詳しく述べてきました。めまいや難聴は動脈硬化症としてわかりやすい症状ですが、それらの症状がない一般の方に対して、「こういう症状や病気があるとある程度の動脈硬化症がありますよ」という症状について、ここでは踏み込んで説明したいと思います。

　　重症感染症、アレルギー疾患（アトピー性皮膚炎、花粉症、慢性じんましん、慢性気管支喘息など、外耳湿疹など）、動脈硬化性疾患（脳梗塞、脳出血後遺症、心筋梗塞、狭心症、末梢閉塞性動脈疾患など）、自己免疫疾患（慢性関節リウマチ、重症筋無力症、慢性甲状腺炎、ベーチェット病など）、呼吸器疾患（COPD、間質性肺炎、肺線維症）、関節の変形や痛み（線維性筋痛症を含む）、肩こり、首こり、手足の冷え、不眠症、過度の痩せ・肥満、高血圧、不整脈、逆流性食道炎、重度の鼻出血、痔、薬が体に合わない、皮膚トラブル、ハゲ、薄毛、頭痛

　ここに挙げた症状、疾患はすべて動脈硬化症が関係しており、動脈硬化治療によって症状がかなり改善されたり、消失したりします。驚かれるかもしれませんが、事実です。
　また、患者さんによって主疾患はそれぞれですが、患者さ

んが持っておられるのは単一の症状ではありません。さまざまな合併症や主病と異なる別の自覚症状をお持ちです。心当たりがある方は「自分には動脈硬化症があるかもしれない」と考えたほうが良いと思います。

 以下で、動脈硬化症に関連する症状について、個別に解説を加えていきます。

その1　肩こり、首こり

■ **動脈硬化症を改善すると、肩こり、首こりが治る**

 動脈硬化症を治療すると、肩こりや首こりは、ほとんどの患者さんで消失します。
 そこで、当院では特にめまい、難聴の患者さんが診察に来られた場合、問診後、まずは肩と首の筋肉の硬さを診察します。脳内の動脈硬化症がひどいと、首や肩の筋肉がびっくりするぐらい硬いことがわかります。治療を進めると、同一人物ではないのではないかと疑うほど、首や肩の筋肉が柔らかくなります。首もよく回るようになりますし、肩の関節も動きやすくなります。

 私自身の経験では、車を運転してバックをするとき、バックミラーだけでなく首を後ろへ回して後方確認を行いますが、治療前はこれが苦痛でした。ところが、動脈硬化症が無くなって首や肩の筋肉が柔らかくなると、自分でも驚くほ

ど、楽に後方を見ることができるようになりました。
　動脈硬化症を治療すると、首が本当によく回るようになります。車に乗った時の後方確認が苦手な方は、動脈硬化症を疑ってみても良いかもしれません。

■肩こり、首こりの真の原因

　肩こりと首こりについては、脳内の血行障害が大きな意味を持っています。脳内の血流が低下すると、脳は血流を増やそうとして、その他の全身の血管を収縮させ血液を脳へ上げようとします。そして、脳内の血流を感知する組織は、内耳にある可能性が高いと私は考えています。そこで、動脈硬化症が起こると、内耳だけでなく肩や首の血行が悪くなるのです。事実、脳血流が改善され、めまいが治まると、患側の首や肩の血流が良くなり、こりが和らぎます。

　当院では、動脈硬化治療とは別にトリガーポイント注射の治療も行っています。めまい、難聴を起こしていると考えられる患側の首の特定の部位にトリガーポイント注射を行うと、たちまち内耳血流が改善してめまい症状が軽くなり、直ちに首や肩も柔らかくなります。トリガーポイント注射を打つ前の肩こりのひどい時に血圧を測定しておいて、注射後に再び測ってみると、驚くほど血圧が低下していることがわかります。脳内の血流を改善すると、全身の血管収縮が取れて血圧が低下するということを意味しています。
　そこで、私は内耳血流と首こりや肩こりには密接な関係が

あると考えるようになりました。また、脳の動脈硬化症は血圧にも大きな影響を及ぼしていることが判明しました。

以上から、めまいがなくてもひどい首こりや肩こりを自覚されている方は、脳血流が悪くなり、動脈硬化症がかなり進んでいる可能性があります。

このことは、中年や高齢者に限ったことではなく、若者や子供でも同じで、どんな年齢でも人によっては動脈硬化症が進行している場合があります。特に、血縁者に動脈硬化疾患がある人がおられる場合には、年齢が若くても注意が必要です。

その2　頭痛、頭重感

■ 頭痛は動脈硬化症が原因となっている

動脈硬化治療を行い、脳血管の動脈硬化症が改善されると、頭痛は完全に消えます。逆に言うと、頭痛がかなりの頻度で起こる場合には、その時点で動脈硬化症がかなり進行しているということかもしれません。

なお、頭痛の中では片頭痛が最も頻度の高いポピュラーな疾患ですが、最近の欧米の論文において、片頭痛がある人は、将来脳梗塞になりやすいことが、報告されているので注意が必要です（参考論文9）。

脳梗塞は、明らかな動脈硬化疾患ですから、当院の治療を受ければ頭痛を改善することができることは理論的にも当然の結果と考えます。

第9章　動脈硬化症が関係するさまざまな症状及び疾患の解説

■ 頭痛が起こる仕組み

　頭痛の理論はシンプルです。脳の血流が低下すると、血管が炎症を起こすからです。
　血流が低下する原因には、いろいろなものがあります。
　例えば、高い山に登り酸素が薄くなり、気圧が低下してくると、血管が拡張し脳に十分な酸素が届きにくくなります。足の方へ血液が行くと、脳の血流が低下し頭痛が起こります。また、暑い日に脱水症になると、汗で血液中の水分が体外へ出てしまい、体全体の血液量が減って脳血流が落ちます。このことでも、頭痛が起こりやすくなります。

　つまり、血流が落ちると血管が炎症を起こして頭痛を起こしやすくなるということです。

　その代表的な症状が血管炎です。動脈硬化症によって、血管が狭くなり、血流が低下すると、血管が炎症を起こします。大動脈炎症候群や膠原病の一部も、その代表例です。
　動脈硬化症によって血流低下が起こると血管に炎症が起こり、CRP という炎症のマーカーが増加するという報告が行われています。この報告に対しては、ノーベル賞が授与されています。
　そこで、最近では体内にさしたる明らかな炎症所見が見当たらないにもかかわらず、CRP が上昇している場合には、動脈硬化症が強く疑われる、と考えられており実臨床でも応用されています。

当院の動脈硬化治療を行って、動脈硬化症が取れて血管がきれいになり、血流が改善すると血管の炎症は完全に治まります。CRP が上昇していた患者さんでも、ほとんどの症例で CRP が0.0になります。

　頭痛にはさまざまなパターンがあり、一般臨床ではいろいろ分類されており、それぞれに対処法が述べられていますが、さまざまなパターンの慢性的な頭痛も、根本的には動脈硬化症が原因であり、全て動脈硬化治療で症状が消失します。

■ **頭重感について**

　頭が重い、ボーッとする、スッキリしないという症状をお持ちの方も、脳血流がかなり低下している場合が多いと考えます。動脈硬化治療が効果を上げてくると、そういった患者さんも「頭の中がすっきりした」と言われます。
　私は、動脈硬化症の患者さんが初診で来られた場合、その患者さんの表情に注意します。
　多くのケースで、表情に生き生きとしたところがない、生気がない、なんとなくダラーッとしている、緊張感がないなどの所見が明らかに見られるものです。ところが、治療が完成すると、見違えるほど顔がきりっと引き締まってきます。目がきちんと開き、顔の筋肉に締まりが出てきます。脳血流が増えるとこれくらい差が出るのかと、私自身が驚くほどです。

第9章　動脈硬化症が関係するさまざまな症状及び疾患の解説

☑ 私自身の経験

　私自身も、動脈硬化症がひどかったのでダラーッとした表情をしていたのだと思います。過去の免許証の写真を見ると、今とは明らかに違うからです。年齢が若いにもかかわらず、過去の写真のほうが、むしろ顔が老け込んでゆるんでしまっているのです。

　また、私自身の治療がほぼ完成した頃に、しばらく会っていなかった友人と顔を合わせる機会がありました。そのときの友人の顔が、今でも忘れられません。
　彼の第一声は、「どうしたの、えらいスッキリした顔をして。散髪でも行ってきたの？　風呂あがりなの？　ちがう？　おかしいな、おかしいな」でした。
　よほど私の表情がきりっと見えたのでしょう。それぐらい変わってくるということです。
　ですから自分の顔を鏡でじっくり見たときに、「生気がないな」とか「張りや艶がなく弛んでいるな」と感じたら動脈硬化症のサインと考えてください。要注意です。

その3　手足、体の冷え、基礎体温が低い

■ 動脈硬化症があると、手足や身体が冷える

　動脈硬化症が進行すると、末梢の細かい血管に血液がいかなくなります。以前、『ためしてガッテン』というテレビ番組で、冷え性の患者さんの血管年齢を測定していましたが、

全員血管年齢が高かったのです。つまり、冷え性の患者さんは末梢血管の動脈硬化症だけでなく、全身の太い血管にまで障害が発生している場合が多いということです。特に、血管が細い冬が苦手な方は冷え症になりやすく、また動脈硬化症も起こしやすいのです。

　血液は酸素や栄養を送っているだけではありません。当然、熱も送っているわけですから血液が流れなくなると体の表面が冷えます。これが冷えや基礎体温の低下としてあらわれてきます。
（「基礎体温」と言うと、その人の体全体の温度を示しているように錯覚しますが、体表面温度の一部を測っているに過ぎません）

　サプリメントのCMでは、体の冷えについて効果があるようなことをアピールしていますが、サプリメントを飲んで体の冷えが良くなることはありません。冷えの原因は動脈硬化症ですからLDLコレステロール値や血糖値を調節しないと改善しません。

■ **動脈硬化症を改善すると、冷え症が改善し、基礎体温も上がる**

　当院の動脈硬化治療が完成して、全身に血液が十分に流れるようになると、手足や体の冷えはほとんど感じなくなりますし、基礎体温も上昇し、36.5度ぐらいにはなります。

当院の患者さんにも極度の冷え症で「夏でも体が冷えるのでアイスコーヒーやアイスティーなど冷たいものが全く飲めない」という方がおられました。

当院の治療を行って末梢血管がきれいになり、十分に血液が流れるようになると、「冬でもおいしく冷たいものが飲める」と言われるようになりました。

それぐらい人の体質が変わります。冷え性の方は動脈硬化症が主因であることを忘れず、できれば早めに動脈硬化治療を受けられることをおすすめします。

その4　不眠症、睡眠不足、入眠障害

■動脈硬化症の治療で、不眠症が改善される

年をとると睡眠時間が少なくなります。眠りが浅くなり、途中で何度も目が覚めるようになりますが、「老化なのだから仕方がない」と考えられていることが多いです。

医師も「それは自然なことです」と言うことが多いですが、実はそうとも限りません。

動脈硬化症の治療が完成すると、多くの方が十分な深い睡眠を得ることができるようになります。

当院の患者さんは動脈硬化症という疾患の関係上、高齢の方が多いのですが、睡眠薬や睡眠導入剤を使用される患者割合が非常に少ないのが、当院の特徴です。

動脈硬化症の治療を続けると、「これまでずっと睡眠薬を

もらってきましたが、やめてもらって結構です。もう十分に寝られますから」と言われる方が多いのです。

　脳に十分な血液がゆったりと流れないと、そもそも眠気が訪れません。動脈硬化症によって脳血流が低下しますし、血管が硬くなっているので拡張せず、脳血流が増えないため眠気が起こりにくくなります。だから眠気が来ないのです。根本原因である動脈硬化症を治療すると、眠れるようになるのです。

「脳の動脈硬化症が取れて脳血流が増加すると、高齢でも熟睡できる」ということです。

　年をとって寝られなくなるのは、年齢による老化のせいではなく、動脈硬化症が年齢とともにひどくなってきて脳血流が落ちているせいかもしれません。

コラム
血管の老化と動脈硬化症は異なる

　ここで血管について、ひとつ根本的なポイントを押さえておきましょう。血管は、確かに年齢とともに老化しますが、それはここで述べている「動脈硬化症」とは全く異なるものです。
「血管の老化」と「動脈硬化症」は全く関係ありません。

第9章　動脈硬化症が関係するさまざまな症状及び疾患の解説

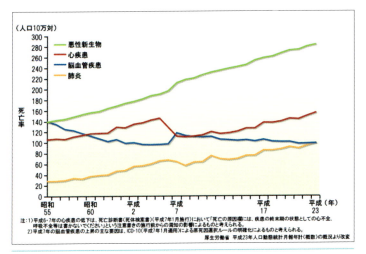

（図38）日本人の主な死因

　最近の研究によると、血管を含めた人体そのものの寿命は120歳くらいまでであるとされています。
　結局、血管が老化する前に、人間の多くは動脈硬化症が原因で亡くなっているのです。
　図38に日本人の主な死因が示してありますが、がんも脳血管障害、肺炎もすべて動脈硬化症が基本疾患となっているのです。

■ ストレスと不眠

　現代は仕事や家庭環境などにおいて、さまざまなストレスにあふれる社会です。過度のストレスを感じている場合、い

くら脳血管がきれいになっても熟睡できないのは、ストレスがかかると、ストレスホルモンが分泌されて、神経の興奮や血管収縮が起こるためです。

そういった患者さんの場合には、当院でも睡眠導入剤を処方しています。

■睡眠時間と動脈硬化症の関係

私は、特に睡眠時間にこだわっています。

人間は最低６時間半以上寝ないと、体のホルモンバランスが崩れて、動脈硬化症が悪化してしまいます。

その中でも注目したいのが血糖値で、十分な睡眠時間が取れないと、血糖値がどんどん上がってきます。

以前『ためしてガッテン』という番組で睡眠と高血糖の特集をやっていて、その中で血糖値が正常な被験者数名にお願いして毎日睡眠時間を３時間ぐらいに制限して１週間経った時の随時血糖値を測定していましたが、全員200mg/dlを超えており、私自身もびっくりしました。このことから睡眠と血糖値には関係があるという確信をさらに深めたのでした。人間生きている間にはとんでもない出来事や不幸でストレスがかかることはよくあることと思います。その時に一番問題なのがやはり睡眠でしょう。過度のストレスで不眠症になることはよくあります。この時に一気に糖尿病になることもよくあるようです。過去にいくつかの論文でそのことが報告されており、自分が糖尿病なんてと思われるかもしれませんが、時間を経ずに一気に糖尿病になるケースもあるようで

す。要注意です。こういう場合は一時的とはいえ睡眠を確保することが一番大切です。眠れないなら緊急的に睡眠薬を医師に処方してもらってしっかり寝るべきです。少し脱線しましたが、特に、問題なのが一般的によく言われるストレスホルモンです。具体的にはステロイドホルモン、アドレナリン、成長ホルモン、グルカゴンなどですが、これらが睡眠不足で上昇すると、血糖値を上昇させます。夜間に血糖値が上昇する方は、このホルモンの影響が大きいと言えます。

　睡眠時間が減ってストレスホルモンが増えると、治療の結果、せっかく良くなった動脈硬化症が血糖値の上昇のために再び悪化してしまいます。

　このように、睡眠不足と動脈硬化症には、密接な関係があります。

　巷には「よく眠る方法」などのノウハウがあふれていますが、不眠症の原因の多くが動脈硬化症ですから、これを完全にクリアーすることが根本的な改善方法となります。

■睡眠薬の利用について

　当院で動脈硬化症を治療される場合でも血糖値コントロールのため最低でも6時間半の睡眠を必要としています。コレステロールと血糖値の治療をしても睡眠が改善されない場合には、一時的に睡眠薬を投与します。

　以前の睡眠薬は、睡眠導入剤で俗に「マイナートランキライザー」と呼ばれるベンゾジアゼピン系の薬が主でしたが、

最近はさまざまな種類の睡眠補助剤が開発され、依存性の心配なく処方できるようになっています。

　睡眠時間を確保し、血糖値のコントロールがうまくいくようになれば、血管の動脈硬化症が取れて脳に十分な血液が流れるので、自然にゆっくり十分な睡眠がとれるようになり、睡眠薬に頼ることもなくなります。

■血糖値に関するホルモンについて

　ところで、血糖値を下げるホルモンはインスリン一種類であるのに対し、なぜ、ステロイドホルモン、成長ホルモン、グルカゴン、アドレナリンなど血糖値を上げるホルモンが何種類もあるのでしょうか？

　これは人間のたどってきた歴史が大いに関係しています。その歴史は、飢えとの闘いの連続であり、現代のように食べ物が十分に存在するということはほとんどありませんでした。
　縄文時代の日本人の食事は、魚や貝や木の実、また不定期に手に入る動物の肉などが中心でした。ようやく弥生時代になって稲作がはじまって炭水化物を摂れるようになりました。
　基本的には、脳を働かせるには糖が必要です（実は脳は脂肪の代謝物であるケトン体でも十分に活動できます）。しかし突然のピンチ状態になると、全身にエネルギーを供給しなければなりませんので、やはり身体は急速に血糖値を上げて

しまいます。そういう理由から血糖値を上げるホルモンが多く人間の体内に用意されているのです。

逆に、血糖値を下げるホルモンは、飢餓状態が長く続いてきた時代では、血糖値が上昇することがなかったため重要ではなかったのでしょう。そういうことから血糖値を下げるホルモンは、インスリン一種類しかないのだと私は考えています。

しかし、「フードロス」が話題になるほどの飽食の時代となった今、血糖値は上昇傾向となっています。
血糖値を下げるホルモンがインスリン以外に体内で作れるようになるのは、かなりの時間を要すると考えます。

その5　足や手のむくみ

■ 足や手のむくみも、動脈硬化症が原因になっている

手足がむくむ症状をお持ちの方は、たくさんおられるでしょう。
内科にかかられると、一般的な血液検査をされ「腎臓の機能は大丈夫ですから問題ありませんよ」「むくみがひどいのでしたら少しむくみをとる利尿剤を処方しておきましょう」と言われて終わってしまうのが、ごく普通のパターンです。

しかし、一度、よく考えてみてください。どうしてむくみ

が起こるのでしょうか？

　当院へ来られる患者さんの中にも、むくみの症状を訴えられる方は結構多いのです。

　そして、動脈硬化症の治療が完成すると、むくみの症状は完全に取れます。つまり、むくみも動脈硬化症が原因となっているのです。

　人間の生活では、立位や座位の姿勢でいることが多いですが、血液は重いものですから下方へと下がってしまいます。足の筋肉や足の血管の収縮力によって下がらないようにしているのですが、足の血管に動脈硬化症があると、血管が硬くなり、血管自体の収縮能力が低下します。すると、重力に逆らって血液を心臓や頭へ戻すことがむずかしくなってしまうのです。
　結局、動脈硬化症により、足や手の血管の末端に血液がたまってしまい、血管から血液の成分が漏れて、浮腫やむくみとなってしまうのです。
　治療によって血管が柔らかくなって、血管の収縮性が回復すると、簡単に血液が心臓へ返っていくので、むくみはなくなります。

　なお、だんだんとむくみがひどくなる場合には、腎臓が障害を起こしている場合がありますので、きちんと腎機能（血液検査や尿検査）をチェックする必要があります。この場

合、できるだけ早く対処したほうがよいと考えます。

■腎臓障害と動脈硬化症の関係

　腎臓障害の多くは、慢性腎炎などの障害が多いのですが、私は腎炎などの病気の根本も腎臓の微小末梢血管の動脈硬化症である可能性が高いと考えています。それは、動脈硬化症で来院される高齢者の方には、よく腎機能障害がみられるからです。

　こうした腎障害は、軽度のクレアチニンの上昇として認められますが、一般内科外来では「多少の腎機能障害は老化のためであるから仕方がない」と判断されることが多いのであまり注目されないようです。ただ、この数値が上昇してくると、ひどい場合には人工透析が必要になりますから、いい加減に見過ごせない数値でもあります。

　当院の高齢の患者さんの場合、割と頻繁にこの所見を認めますが、軽度の場合は主病である動脈硬化症の治療に専念して取り組みます。そうして動脈硬化症の治療を進めていくと、いつの間にか、腎機能も改善して、元に戻っていることが多いのです。このことから慢性の腎機能障害にも、動脈硬化症がかなり密接に関わっていることが推測されます。

　腎臓の血管の多くは、細かい微小血管の集まりでできています。
　腎臓は血液中の老廃物を尿として出すための濾過機のよう

なものです。細かい末梢の血管の先の糸球体という組織で濾過が行われ老廃物が尿として分離されます。

　尿中に出てしまった物質でも、必要な物質は流れていった少し先で再び吸収されます。この一連の作業に絶対必要なのが、血液の微小循環なのです。

　動脈硬化症が起こると、この微小循環の血流も低下するので、さまざまな障害が発生します。老廃物の除去ができないので、体内に老廃物がたまって、どんどん体調が悪くなります。いきつく先は、人工透析です。

　また、私は腎臓の末梢血管の動脈硬化症による血管の炎症が「慢性腎炎」と呼ばれるものの正体である可能性が高いと考えています。

　そして、根本原因が動脈硬化症ですから動脈硬化症の治療をすれば、微小循環も改善し、同時に血管の炎症も改善できますので、元に戻すことができるはずです。

　当院では、現在慢性腎炎で透析治療が必要となってきている患者さんに対し、腎機能をもと通りにできないかと努力している段階です。結果として、血管年齢が正常化すると、腎血流が増えて尿量も増え、クレアチニンも少しずつ改善してきています。時間はかかるかもしれませんが、治療を継続することにより、人工透析が必要になる可能性が、相当低くなるものと考えています。
「腎機能が悪く透析まではまだ」とお考えの方はたくさんおられると思います。そういう方はぜひとも治療を受けられたほうが良いと考えます。この結果に関しては、炭水化物ダイ

エットについて書かれている夏井先生も報告されています。

■静脈瘤と動脈硬化症の関係

　足の太い静脈に静脈瘤ができている方がおられます。こういった方も、むくみと同じ理論で、動脈硬化症による血流循環不全が原因となっていることが多いのです。

　足へ流れた血液が戻らないと、足の静脈に血液がたまって血管が蛇行します。そのせいで、静脈に存在している血液の逆戻り防止のための静脈弁という組織が壊れ、さらに静脈瘤がひどくなってきます。

　足の静脈瘤がある方は、血管年齢が高く、動脈硬化症になっていることが多いのです。動脈硬化症があると、血液環流が悪くなるので、当然です。

　ひどい静脈瘤ができていて、静脈弁に障害が発生している場合には手術が必要になりますが、中程度や軽度の静脈瘤の場合には、動脈硬化治療で治ってしまうことも多いのです。

コラム
現代社会では動脈硬化症の人口が増えている可能性がある

　死亡率がいちばん低いのは、BMIが25〜26ぐらいとされています。現在の私のBMIも、およそ25.6です。私は血管が太いタイプで、体脂肪がそんなについていない状態です。このくらいが、統計的にはいちばん病気にも強く、長生きで

きるタイプです。

　私が幼かった頃は、日本人は中肉中背の方が多く、過度の肥満や痩せの方はそんなに多く見られませんでしたが、現在はそういった人がずいぶん目につくようになったと感じるのは私だけでしょうか？
　過度の痩せや肥満の原因は動脈硬化症ですからそれだけ動脈硬化人口が増えていることになります。動脈硬化症がひどくなるほど、元来太っている方（血管が太い方）はますます太りますし、痩せ型の方（血管が細い方）はますます痩せがひどくなってくるので、当てはまる方は要注意です。

■痩せすぎ、太りすぎは、がんになりやすい

　最近、痩せすぎと太りすぎの方において、がんが発生しやすいという日本の論文が発表されました（参考論文10）。
　当院の調査でもがんにかかっておられる方や過去にがんになったことがある方の血管年齢を測定してきましたが、そういった方に84％の確率で、明らかな動脈硬化症を認めました。
　つまり、動脈硬化によって末梢循環がやられてしまうと、がんをやっつける免疫細胞や抗体、キラー細胞が末梢血管の中を流れなくなり、がん細胞を叩けなくなってしまうことが想像されます。子供にがんが少なく、年をとった人にがんが増えるのは、年齢とは関係なく、年をとるほど動脈硬化症がひどくなるからです。

第9章　動脈硬化症が関係するさまざまな症状及び疾患の解説

> ## 当院を受診した癌患者さん９０例の
> ## （ba-PWV）血管年齢と季節の好み
>
> 90例中血管年齢が実年齢より上昇していたのは76例で
> 84％であり高率に動脈硬化の合併を認めた。
> 季節の好みでは、冬がダメな方が58％、夏がダメな方が24％、
> 夏も冬もダメな方が14％、夏も冬も正常な方が4％の結果となり、
> 動脈硬化を起こしやすい、冬がダメと夏も冬もダメな患者さんで
> 全体の72％を占めることが分かった。
> この事は動脈硬化があると末梢循環が悪くなり、癌免疫が働きに
> くくなることを示している。又動脈硬化を起こしやすい血管パ
> ターンの人が癌を多発していることを示している。

（図39）

　以前から人間は生まれてから亡くなるまで年齢にかかわらず、毎日4,000～5,000個のがん細胞ができると言われています。なぜ、がん細胞がこれだけできるのか？　人間の体は絶えず新陳代謝を繰り返しており、古くなった細胞を処理して新しい細胞をコピーして作っているのですが、この中にコピーミスが生じてがん細胞ができてしまうのです。数が多いように見えますが、体全体の細胞数は膨大ですから、この程度のコピーミスは仕方がないのでしょう。

　なぜ、小さな子供のがんは少ないのでしょう。それは血管がまだきれいで免疫細胞や抗体などが十分流れてほとんどすべてのがん細胞を殺してしまっているからです。

　ところが、最近では若い方でもがんが増えています。これは明らかに若者の動脈硬化症が増えていることを示すものと考えます。

当然、痩せすぎや太りすぎの方が増えていること自体、動脈硬化症が増えているので、がんが増えることになってきます。

　当院で治療をきちんと行っている方には、ほとんど、がんの発生を認めません。おそらく末梢循環が良いので、免疫細胞がたくさん流れてがん細胞を完全に殺しているためだと考えられます。また、がん細胞は増殖するために多量のブドウ糖を必要としますが、当院では血糖値の抑制治療も行いますので、がんに餌を与えないという意味でも効果があるのだと推測されます。

　ただ、当院の患者さんの中にも、あまり真面目に治療に取り組まない方がおられます。
　LDLコレステロール値は、薬を内服していれば目標値以下に下がりますが、血糖値の薬は効果が完全ではないので、炭水化物の摂取量をある程度患者さん自身でコントロールできないと当院の治療は完成しないからです。

　そういった患者さんは、どうしても血糖値が高くなってしまいます。私もそういったタイプの方の場合、がんの発生に対し、かなり注意をして診察を行います。事実、がんが見つかるのは今述べたように血糖値の治療に無関心な方ばかりです。

第 9 章　動脈硬化症が関係するさまざまな症状及び疾患の解説

■知っておきたい「がんになりにくい血糖値」とは

　最近になって、日本の国立がん研究センターから興味ある報告がされました。

「どのぐらい血糖値が下がっていれば、がんになりにくいか？」
　という多くの方の統計調査です。結果は、HbA1cに換算すると、およそ5.0％以下だと、がんになりにくい、というものでした。
　当院で目標としているHbA1c 5.1％以下と、ほぼ同じ水準です。
　ではどうして、「がんにならない」のではなくて、「がんになりにくい」と述べられているのでしょう？

　それは先にも述べたHbA1cの不正確さにあります。大まかな数値なのです。図40を見てください。図の左は当院の治療後の大まかな血糖値の推移を表しています。最高血糖値120 mg/dl未満で食後ゆっくりと下降してゆきますが、大まかなこの時のHbA1cの数値は5.1％以下となります。
　ところが、右に示しているグラフでは食後一時的に高血糖となりますが、すぐに血糖値が下がり、低い血糖値を維持しています。少数ですが、こういう症例もあるのです。
　この場合、食後の一時期を除いてほとんど血糖値が上がっていませんからHbA1cにすると5.1％を超えることなく、むしろ低い値になるのです。

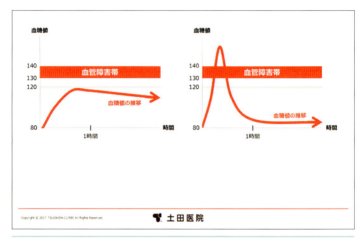

（図40）血糖値のグラフ

　これが私の述べている HbA1c の限界です。
　私の経験では動脈硬化症の患者さんで、LDL コレステロール値も低く 60 mg/dl ぐらいで HbA1c が 4.6％ というのが最も低い値です。この患者さんは花粉症がひどく、このデータで一体どこがおかしいのか？　と血糖値を徹底的に調べました。
　結果、食後 10〜20 分で血糖値が 150 mg/dl もあり、その後すぐに 100 mg/dl 未満まで下がってしまっていました。薬と食事療法を行い 120 mg/dl までに抑えると、2 週間で全く鼻水が出なくなりました。当然血管年齢も正常化致しました。
　ですから血糖値スパイクというのは非常に怖い存在なのです。これでは、がんは防げません。
　一般検診で HbA1c が低くてもこういう症例がありますの

で、必ずしもこの数字は当てにならないのです。これが国立がん研究センターの述べる HbA1c が5.0％以下だとがんになりにくいという結論です。

　話をがんに戻しましょう。
　このことを利用して、がんの治療に炭水化物ダイエットを重視して行っている施設があります。その施設では、進行がんの患者さんに対しても、相当な効果が上がっていることが報告されています。

　これらのデータと詳細については、古川健司先生が『ケトン食ががんを消す』（光文社）、福田一典先生が『ブドウ糖を絶てばがん細胞は死滅する！』（彩図社）という本において、詳細に報告されていますので、興味のある方はご一読ください。

　ここで少し雑談をしてみます。アラスカ等に住んでいるイヌイットという民族についてです。この民族には、がんや心筋梗塞、脳梗塞がほとんどないと報告されています。ポイントは食生活です。地球の最北に住んでいる為に野菜や果物はほとんど食べておりません。では何を食べているのか？　鮭等の魚類とアシカ、オットセイ、トド等の肉が主食となっております。その上にほとんどが生食です。当然血糖値は上がりません。またこれらの動物の脂肪も成分が動脈硬化症を起こさないようなのです。この件には別の説もあり、火を通した油を食べていないからという考えもあるようです。実はこ

の生活が理想的なのかもしれません。なぜここでその話をしたかというと、アラスカは今、アメリカ合衆国の一部になっており、だんだんとアメリカの食文化が浸透してきているのです。その結果、最近になってかなりがんの発生率が高くなってきているという報告がなされております。

まさに現代食は人間の健康には本当によくないという証明でしょう。

その6　血圧が徐々に上昇する、急に上がってきた

■動脈硬化症があると、血圧が上がる

「動脈硬化症」と言うと、単に血管が硬くなるだけというイメージを持たれる方が多いかもしれませんが、実はそれだけではありません。

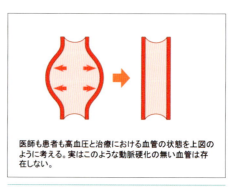

（図41）本態性高血圧の血管と降圧剤
　　　　投与時の状態（想像図）

第9章　動脈硬化症が関係するさまざまな症状及び疾患の解説

いちばんの問題は、血管中膜や内膜にコレステロールや血糖値による炎症物質が蓄積するため中膜や内膜が肥厚して、血管の内腔が狭くなってしまうことです。

動脈硬化症による疾患（さまざまな病気）の代表的なものは、すべて血管内腔が狭くなって血液が流れなくなることがいちばんの原因です。

高血圧の多くのケースも、この血管の狭窄によって生じることが多いのです。血管内腔が狭くなると、全身の血管の容積が少なくなりますが、血液量は一定ですから当然のように血圧が上がってきます。

徐々に血圧が上がってくる患者さんは、動脈硬化症が確実にゆっくりと進行しています（参考論文11）。

急に血圧が上がってくるケースは、更年期の女性の場合に多いです。更年期になり、女性ホルモンが減ってくると、血管の柔軟性が失われたり、LDL コレステロール値が一気に上昇したりするので、動脈硬化症が悪化して、一気に血圧が上がります。更年期障害がひどい方は、LDL コレステロール値の上昇によって動脈硬化症が悪化しているせいかもしれません。

■降圧剤単独投与による高血圧治療の危険性

私は、過去に２度ほど、動脈硬化治療と血圧の低下に関する論文を発表しています。動脈硬化治療を行い、狭くなった

血管腔を元の広い血管腔に戻してやると、降圧剤を使用しなくても自然に血圧が下がってくるという内容です。

この論文では、「高血圧があるけれども、高血圧の遺伝的背景が明らかでない症例」76例に対して動脈硬化治療を行い、血圧がどれくらい低下するかを調べた結果を報告しています。

結果、治療前の患者さんの平均血圧は、150/90 mmHg でしたが、治療後は110/60 mmHg にまで低下しました。

このことからわかるのは、家系的に高血圧ではない方の正常血圧は、110/60 mmHg 程度であるということです。私の場合、動脈硬化症があった時点の血圧が130/86 mmHg くらいありましたが、幸いに高血圧の因子が無かったため現在では90/56 mmHg くらいにまで下がっています。

これは子供のときの血圧と同じですから、そのあたりまで血管が若返っていると想像されます。この状態でしんどくもありませんし、降圧剤を使って血圧を下げているわけではないので、全く問題ありません。

血圧が自然に低いと、血管自体にやさしいですし、心臓に対する負担も相当程度、軽減されますから理想的な治療です。高血圧の因子がないと考えられる患者さんが当院で動脈硬化治療をされると、治療期間が長い場合、年齢に関係なく老人の場合でも収縮期血圧が100 mmHg を切っている方が多いのです。

第9章 動脈硬化症が関係するさまざまな症状及び疾患の解説

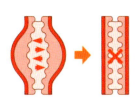

(図42) 高血圧と動脈硬化が合併した状態での降圧剤使用時の血管状態

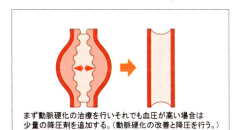

(図43) 高血圧症血管に対する理想的な治療（当院の治療法）

このことからわかるのは、高血圧の場合に動脈硬化症を治療せず、やみくもに降圧剤を投与しても無駄だということです。検診などで高血圧を指摘されると、まず、降圧剤を内服するパターンが今でも主流ですが、これは明らかに間違った対応です。
　降圧剤を処方する前に、動脈硬化症の精査を行うべきです。動脈硬化症を直したら、降圧剤を使わなくても勝手に血圧が下がる場合が多いのですから。

　高血圧を専門にしている医師の間では、最近は積極的な降圧をしないのが一般的になってきています。
　それは血圧と死亡率の関係が、「Ｊカーブ」で表されるからです。血圧のＪカーブは、血圧が上がりすぎると死亡率が高くなりますが、反対に降圧剤で血圧を下げすぎると、また、死亡率が高くなることが明らかとなっています。

　医学におけるＪカーブやＵカーブという言葉は「高すぎると有害事象が増え、低すぎると、やはり有害事象が増える」ことを意味します。
　動脈硬化症がひどい場合、血圧が上がっている患者さんに対し、ただ単に降圧剤だけを投与して血圧を下げると、当然血管が詰まってしまいますから脳梗塞や心筋梗塞を起こしやすくなります。
　しかし、医師の間でも、このような単純な原理すら理解されていないことが多いのです。
　医学関係の論文やその掲載記事に関心のある方はご存知と

思いますが、毎年のように「血圧はあまり下げ過ぎないほうがよい」という論文、逆に「下げたほうがよい」との論文が入り乱れています。権威のある大学の論文がそうなのですから一般臨床医師は怖くて血圧を下げられないのが実際のところです。

■ 当院における動脈硬化治療によって下がりにくい高血圧に対処することができる

　当院の調査で明らかになった通り、動脈硬化症の高血圧に対する理論がわかっていれば、高血圧への対処方法は極めて簡単です。
　まずは動脈硬化治療を完全に行い、それでも血圧が十分に下がらなければ、遺伝的に高血圧の因子を持っていると判断できるので、降圧剤を少量追加すれば良いのです。

　私が書いた２つめの論文は、「高血圧の家系があり、数種類の降圧剤を処方されていても十分に降圧できない」という、いわゆる難治性の高血圧患者にターゲットを絞って治療を施した結果についての研究結果です。
　こうした患者さんでも、動脈硬化治療を行うと、下がりにくかった血圧も簡単に下がり、今まで処方されていた降圧剤の処方を大幅に減らすことができます。
　また、全く降圧剤を使わなくても血圧が正常値まで下がってしまった症例も、３割程度ありました。
　こうした患者さんの場合、高血圧の因子が遺伝していたわ

けではなく、動脈硬化症の体質が遺伝して高血圧を引き起こしていたと考えられます。

　以上より、高血圧があって、ただ漫然と降圧剤を内服しておられる方は、治療方法に一考の余地があると言えます。
　また、「降圧剤を内服すると体調が悪くなる」、「気分が悪くなる」という方の場合、動脈硬化症が相当進行していることが多く、無理に血圧を下げることによって血管が詰まり気味になっていることが考えられますので、注意が必要です。

　最近の論文で、厳格に降圧すると腎機能が障害される割合が高くなるという報告がありましたが、これもまさに上に述べた降圧剤だけで降圧すると血管が詰まってしまうという説明に当てはまるものです。腎臓の血管が詰まり血行障害を起こし腎機能が落ちているのです。

その7　不整脈のある方

　ある程度、お年を召された方は、不整脈をお持ちであることが多いです。不整脈の中には、心房細動、心室細動などの危険な不整脈から心室性期外収縮などの比較的安全な不整脈まで、さまざまなものがあります。
　現在、危険な不整脈に関しては、ある程度の対症療法的な治療しかなく、突然、不整脈が起こって心停止や血栓症を起こす可能性を完全にはなくすことはできない状態です。まさに、綱渡りのような生活です。

第9章　動脈硬化症が関係するさまざまな症状及び疾患の解説

動脈硬化治療を行うと、たいていの不整脈は止まります。

　心臓の脈は、静脈洞→心房→房室結節→心室へ通っている細かい神経の「パルス信号」によって行われています。その神経に栄養を送る血管は、極細です。その細かい血管に動脈硬化症が発生し、神経に血液が十分に届かなくなると、神経自身がうまく心筋に信号を送れなくなります。これが、不整脈の原因です。

　当院の動脈硬化治療を行い、末梢の血管まで血液が流れるようになると、神経機能が回復して不整脈が治まってきます。当院の治療成績を見ると、危険な不整脈から比較的安全な不整脈まで、たいていの不整脈は治まってしまいます。

　深刻な不整脈の患者さんの血管は、動脈硬化症も相当ひどく、全員血管年齢が高いという結果が当院の過去のデータから見受けられます。
　当然のことながら日本でも心原性の突然死は、重篤な不整脈が原因である可能性が高いことが示唆されており、年々増加傾向にあることが報告されています。
　現代医学で根本治療がむずかしいとされている、危険な不整脈のある方は、ぜひとも当院の治療を受けられて、血管年齢の正常化とともに不整脈の完全消失をめざしていただきたいと思います。

その8 扁桃腺をよく腫らす方、慢性扁桃腺炎がある方

　扁桃腺が腫れると、突然、のどが痛くなります。熱が出て関節が痛くなり、体がだるくなってきます。一般的に、扁桃腺の腫れの原因は細菌感染と考えられていますが、実は扁桃腺に張り巡らされている微小血管の血管炎がもととなっています。

　扁桃腺は、免疫の第一関門であり、その組織は細かい血管の集合体です。その血管が血流障害を起こすと、血管が炎症を起こし扁桃腺が腫れて熱が出てきます。扁桃腺を頻繁に腫らす方は、基本的に動脈硬化症による血流障害がある場合が多いのです。ストレスがかかったり、疲れがたまったりして血流障害が起こってくると、途端に扁桃腺が腫れてしまうのです。

　しかし、当院で動脈硬化治療を実施し、血流が常に十分に保たれるようになると、この扁桃腺が全く腫れなくなります。

　急性期には、扁桃腺炎の抗生剤と少量のステロイド剤を出すと、とたんに体が楽になって腫れがひきます。なぜなら少量のステロイドは、炎症を抑えるだけではなく、血流を一気に改善させる効果があるためです。

　急性症状が落ち着いた後に動脈硬化治療を続けていくと、いつの間にか扁桃腺の腫れは起こらなくなります。

　扁桃腺がよく腫れて、手術が必要なぐらいひどい方は、ぜ

ひとも当院の治療をおすすめします。なぜなら扁桃腺を切除しても、その原因となっている動脈硬化症による血流障害はよくならず、根本治療にならないからです。

その9　逆流性食道炎のある方

■ 動脈硬化症がひどいと、逆流性食道炎になりやすい

　私自身も、動脈硬化症がひどかったときには、げっぷがよく出て、胃酸の逆流が頻繁に起こっていました。調子の悪いときには、胃と食道部の境界が痛くなり、近くの内科の先生にファイバーで診てもらったこともあります。そのときには、胃と食道の境界部に小さい無数の潰瘍ができており、その先生からも「こんなにひどい例は見たことがない」と言われたくらいです。

　ところが、動脈硬化症が取れた私は、胃酸の逆流は全く発生しませんし、げっぷもほとんど出なくなりました。
　このことは、当院に通院しておられる患者さんでも同じで、多くの逆流性食道炎の患者さんは、動脈硬化治療によって逆流性食道炎が起こらなくなっています。当院における治療前に内服されていた逆流性食道炎の薬は、中止できている方がほとんどです。

　ただ、当院における治療をしていても、血糖値の治療が不十分な方の場合、逆流性食道炎が改善しにくいことがありま

す。このことから逆流性食道炎は、おそらく血糖値が重要な要因であり、血管障害帯（130〜140 mg/dl）の範囲になったときに、胃壁が血行障害を起こし、胃酸分泌細胞が興奮して過剰な分泌を行うことによって、発生しているものと私は推測しています。

その10　関節の変形や痛み（線維性筋痛症を含む）

　腰痛症や膝の関節の痛み、またはこれらの部位の変形などの疾患があります。腰が曲がっていたり、痛そうに足をやや引きずっていたりするなどの原因が動脈硬化症であると思っている方は、極めて少ないのではないでしょうか？

　しかし、関節の変形も動脈硬化症が原因となっています。

　この病気が起こるとき、関節内の軟骨組織や骨組織の障害と、これらの組織に関係する腱や筋肉内の血管の障害が並行して起こってきます。

　また、関節の変形には、血糖値が特に重要な働きをしていることがわかってきました。血糖値が高いと、関節軟骨や骨梁構成部分（海綿骨）のひとつであるコラーゲンがもろくなってしまうので、関節にかかる体重に耐え切れずに、変形や断裂を起こします。このことから腰が曲がっている方や膝の変形を起こしている方は、まず血糖値が高いと判断して間違いないと思います。

第 9 章　動脈硬化症が関係するさまざまな症状及び疾患の解説

　また、関節の痛みは、動脈硬化症による血行障害が原因です。

　痛みの原因は関節の変形や圧迫だと思われていることが多いのですが、必ずしもそうではありません。腰椎ヘルニアを例にとると MRI で腰の骨と軟骨を撮影してみて明らかに神経への圧迫があっても、痛みを訴えない方が半数程度、おられるのです。
　実は、この関節の痛みこそ、これらの組織を支える筋肉や腱組織の痛みなのです。
　動脈硬化症により、筋肉や組織に必要な血液が流れなくなると炎症が起こり痛みが発生します。
　当院へ来られる患者さんで、こうした関節の痛みを訴えられる場合、当院では「トリガーポイント注射」を行うことが多いのですが、そのとき痛みがある場所の周りの筋肉を触診すると、みなさん硬くなっています。そこへトリガーポイント注射を打つと、血行が良くなるので、とたんに筋肉組織が驚くほど柔らかくなり、すぐに痛みが消えます。

　つまり、膝が痛む場合、膝の関節軟骨ではなく、その周りを支える筋肉や腱組織が血行障害を起こして傷んでいるのです。膝は頻繁に動かすので、動脈硬化症があると血行障害を起こしやすく、血行が途絶えると痛みとして出てきてしまいます。
　このことは温泉療養をされている方はよくわかると思います。関節の痛みがあっても熱い温泉につかると不思議と痛み

が和らぎます。これはお湯の熱で関節付近の血管が拡張して血液循環が良くなり炎症が消えるので痛みが和らぐのです。

　確かに、腰椎などに余程ひどいヘルニアがある場合には、手術によって、はみ出している軟骨を除去すると、痛みは取れる場合もあります。ただ、動脈硬化治療も、かなり有効な手段と思ってください。手術を行う前に試す価値があります。

　ここまで述べると線維性筋痛症についても大まかなことはおわかりいただけたと思います。

　この疾患はだいたい若い細身の女性に多いと思います。当院でも３例ぐらいおられますが、どこの整形外科へ行っても骨や関節に異常がなく原因がわからないと言われるようです。

　関節に近い筋組織や腱組織に自発痛や圧痛があり、患者さん本人にとってはつらい病気です。

　血管年齢を測るといずれも高く、この組織への血行が悪いために血管炎を起こして、筋肉や腱組織が痛く感じるものと思います。動脈硬化治療を開始すると、すぐに痛みから解放されるようです。血管がきれいになって、この組織に十分に血液が流れると痛みが自動的に取れてきます。上で述べた「関節痛」と理論は同じであると思います。この症例の特徴は、いずれも血管が細い冬が苦手なタイプが多く、筋組織があまり発達していない方ばかりだということです。体の特徴から動脈硬化症を起こしやすく、血管の少ない末端に起こりやすいのだと思います。

その11　非アルコール性肝障害（NASH）

　最近、「アルコールを一切飲まないのに、肝臓の機能が悪くなる状態」の患者さんが増えてきていることが問題になっています。
　これを「非アルコール性肝障害」と言います。

　この疾患も「アルコール性肝障害」と同じように最終的には肝臓がんになる確率が高いので、恐ろしい病気です。
　非アルコール性の肝機能障害も、その正体は脂肪肝による肝障害です。
　それでは、肝機能障害を起こしている方は、肝臓だけに脂肪がたまっているのでしょうか？

　そうではありません。全身に脂肪がたまっているので、そのひとつの症状として脂肪肝があり、肝臓の数値異常が出てきていることが多いのです。こういう症状の方は、特に内臓脂肪が多いのが特徴的です。
　ただし、見た目だけではわかりません。
　痩せていても、内臓脂肪がたくさんたまっている方も多いのです。反対に、太っているように見えても、内臓脂肪が少ない方もおられます。
　当院の調査ではLDLコレステロール値が80 mg/dlを超えると、余ったコレステロールは、脂肪として体内に蓄積されるようです。同じように血糖値が120 mg/dlを超えても、脂肪として蓄えられることがわかってきました。

これは遠い昔、人間が食べ物に不自由していた頃の遺伝子がそのまま残っていて、蓄えられるときに脂肪として蓄える性質があるためです。では、どうして脂肪としてため込むのでしょう？　それはエネルギーとしてため込むのに化学組成上、いちばん軽くて済むからです。しかし、飽食の現代においては、そのことがかえって人間に害となっているのです。まことに皮肉な結果です。

　当院の動脈硬化治療を行うと、LDLコレステロール値や血糖値が理想的な状態に保たれるので、栄養が脂肪としてため込まれなくなり、筋肉や肝臓にグリコーゲンとして蓄えられたり、筋肉を発達させたりして利用されます。内臓脂肪はほとんど消え、筋肉、骨、皮膚となり、しっかりした身体になっていきます。

　全身の脂肪が減るので、肝臓にも脂肪がたまらなくなり、肝機能も正常化してきます。
　非アルコール性肝障害が起こっている場合、動脈硬化治療は極めて効果的です。

その12　鼻出血

■鼻出血も、動脈硬化症が原因で発生する

　ここでお話ししたい鼻出血は、例えば、鼻をしばらくつまんでみるとか、ティッシュを丸めて鼻の中に詰めて様子をみ

るという一般的な処置で解決する鼻出血ではありません。

 そういった処置を行っても止まらないので、耳鼻科的に何らかの対応をする必要のある出血のことです。私は耳鼻咽喉科が専門なので、こういった患者さんをたくさん診てきました。

 一般的な処置で止まらない場合、出血部位を焼いたり、タンポンガーゼをびっしりと鼻内に詰めたりして、何日間か様子を見なければなりません。内服として、止血剤を処方したり、点滴を行ったりすることで完全止血をめざします。

 私も若い頃は病院勤務をしており、夜間の救急外来で、たくさんの鼻出血の患者さんを診たものです。中には、血圧が高く、200mmHgを超えるような高血圧もざらにありました。

 その頃は「血圧が高くて血管が切れているのだろう」という安易な感覚でしたが、実際に血圧を下げて止血を試みると、たいていの鼻出血は治まりました。

 しかし、現在、私が診ている鼻出血の患者さんは、少し様相が異なっています。血圧を測ると、やや高い例が多いのですが、血管が破れるほどの高血圧はほとんどありませんし、たいていの方は降圧剤を内服されています。

 原因は、やはり、動脈硬化症です。動脈硬化症になると、血管がもろくなって簡単に破れるので、鼻出血が起こる可能性があります。

 そこで、当院へ来られる鼻出血の患者さんをターゲット

に ba-PWV 検査により、血管年齢を測定してみました。すると、やはり高い確率で血管年齢が上昇している方が多かったのです。動脈硬化症によって血管がもろくなり、出血しているのです。血管年齢がオーバーしている患者さんの割合が高いだけでなく、血管年齢算定の基準となる ba-PWV（血管伝搬速度）の数値が異常に高い方が多く、2000 mm/s を超えるような重度の動脈硬化患者が多いのも特徴です。

また、そういった患者さんの中でもある程度の年齢の方は、狭心症や心筋梗塞、脳梗塞などの合併症のため内科から降圧剤だけでなく、抗凝固剤（血液が固まらないようにするお薬）が出ている場合が多いのです。

つまり、血管がもろくなって出血しやすい上に、血が止まらないお薬が出ているのですから、血がなかなか止まらないのも、当然です。まさに、耳鼻咽喉科医泣かせの状態です。

しかし、これらの重度の動脈硬化症があるにもかかわらず、LDL コレステロール値や血糖値の治療が行われているケースは、残念ながらほとんどありませんでした。

動脈硬化症の治療が行われていない以上、血管はきれいにはなりませんから出血も頻回に起こす可能性がありますし、やがて動脈硬化症はさらに悪化します。血圧も徐々に上昇してどうにもならなくなり、重大な病気につながります。

そうなる前に、根本的な動脈硬化治療を行う必要があると、私は考えます。

■若い方こそ、動脈硬化症に注意が必要！

いま、述べた例は、ある程度お年を召した方ですが、若年の患者さんの場合にも注意が必要です。

「若いから血管なんて大丈夫」と思われているかもしれませんが、当院の調査によると、若年の鼻出血の患者さんは、症例数は少ないのですが、全員血管年齢が高くなっていました。

ここで、みなさんにぜひ知ってもらいたいのは、「年齢が若いから動脈硬化症はない」というのは大間違いだということです。

若くても、動脈硬化症がひどい方は確実に存在します。ただ、若い場合、ハッキリとした自覚症状がないので、気付きにくいだけです。

若いうちから血管がもろくなって出血していると、将来が危ぶまれますので、できるだけ早期に動脈硬化治療を開始したほうが良いです。放っておくと、長生きできないかもしれないので、くれぐれも気をつけて下さい。

その13　痔がある方

■動脈硬化症があると、痔になりやすい

「体調不良になったりすると、一時的に痔になる」という方は、それほど問題ではありませんが、慢性的に痔をお持ちの方や、頻回に痔がひどくなるという方は、動脈硬化症に気を

つけられた方がよいでしょう。

 そもそも痔という疾患は、どうしてできるのでしょうか？

　人間の血液は、心臓から押し出されると、必ず動脈、毛細血管、静脈と流れて、最終的に心臓に戻ってきます。しかし、動脈硬化症があると、血液が流れにくくなるので、心臓へ戻りにくくなります。心臓より上の組織ではさしあたって問題になりにくいですが、例えば足や手の先などの心臓より下の器官では、むくみなどが発生します。

　お尻の部分はどうでしょうか？

　腸にもたくさんの血管が走っていますが、いちばん下部の血管が肛門周囲の血管系です。血管がいちばん下にあるので、重力の影響により、血液が上に戻りにくいのは当然です。血管がきれいであれば、さして問題も無く血流が心臓へ返っていきますが、動脈硬化症による血流障害があると、戻りが悪くなって「痔静脈」といわれる血管に血液がたまります。

　先に、「血流が悪くなると血管自体が炎症を起こす」と説明しましたが、まさに痔の痛みは、これによるものです。

　私も、かつては遠方へドライブしたときなど、無理な日程を組んで疲れが出ると、よく痔核ができて痛い思いをしてい

ましたが、今は完全に痔とは決別できています。血液循環が良いと、このようなところにも効果があらわれるのです。

そもそもどうして痔という疾患ができるようになったのか？

おそらく人間が進化の過程で直立歩行をすることによって起こしやすくなったのでは、と考えます。四つ足歩行を続けていたならば、痔は起こらなかったでしょう。人間が直立したために重い血液がどうしても下に下がってしまうからです。

霊長類の頂点である人間を観察してみてください。

進化していながら、よりによっていちばん病気を起こしやすい体型になっているのです。

なぜならいちばん大切な脳組織がいちばん血液のいきにくい上に位置しているからです。私は以前から、めまい、難聴の研究を行ってきましたが、その時からずっと疑問に思ってきました。

人間が四つ足だったら、めまいや難聴に苦しめられただろうかと。

人間は最強の霊長類でありながら、いちばんのできそこないではないかと。

■ さらに恐ろしいエコノミークラス症候群

エコノミークラス症候群も、これと同じ理屈で、腰や足に

血液が十分に流れなくなることによって起こります。そこで、動脈硬化症がある方にとっては、身近で恐ろしい病気と言えます。

　痔であれば、痔静脈だけの狭い範囲ですが、エコノミークラス症候群となると足や腰の太い静脈に血液がたまって炎症を起こします。すると、大きな血栓ができやすく、血栓が心臓へ戻って肺へそのまま流れるので、肺動脈塞栓症となって肺の太い血管を、まるごと塞いでしまいます。こうなると、命にかかわります。

　このように、動脈硬化症はいろいろな疾患の基礎疾患となっているので、注意が必要です。たかが痔、されど痔なのです。

■血流低下の調べ方

　動脈硬化症による下半身の血流の低下や血液の戻りにくさを調べるには、臥位と立位の血圧を比べることが有効です。当院では一定の年齢を超えた方や動脈硬化症が疑われる患者さんには、診察ごとに毎回必ずこの検査を行います。

　人間は健康であれば、横になっても立っていても血圧が一定になるように維持されています。ところが、動脈硬化症がひどくなると、足の血流が悪くなると同時に血管の収縮能力が低下して、血液の戻りが悪くなるので、立位の血圧が臥位に比べて下がります。つまり、立ち上がるとそのまま重力の

第9章　動脈硬化症が関係するさまざまな症状及び疾患の解説

影響で血液が下がったままになります。また、このとき、血圧低下を取り戻そうと、立位の脈拍が上がります。

　当院では、毎回、この測定を行って、結果をカルテに記録します。

　動脈硬化治療が完成している患者さんには、変化がないかどうかについて記録しますし、動脈硬化症が疑われる患者さんには、どの程度の動脈硬化症があって、立位と臥位でどの程度血圧と脈拍が変動するのかを観察します。
　このことで、個人の状態に応じた方法による動脈硬化治療を効果的に実施することができます。
　私は、医師になってから、この検査を30年以上、毎日行ってきました。

　循環器科の医師にも、ぜひ、行っていただきたいのですが、当院に来られる患者さんの問診を行っても、循環器科では測定されていないのがほとんどのようです。

　医学のどの教科書にも載っている大切な検査のひとつであるのに、非常に残念なことだと感じます。

その14　薬が体に合わない

■動脈硬化症を治療すると、薬の副作用が出なくなった実体験

　医師から処方された薬を飲んでも、どうにも体に合わない、という方がおられます。このような場合も動脈硬化症が密接に関係していることが多いのです。以前、私自身も動脈硬化症がひどかった頃に薬を飲むと、いろいろな副作用が出て困っていました。

　例えば、風邪をひいて抗生剤や鎮痛剤を内服すると、胃が痛くなったり下痢をしたりしましたし、ひどい場合はめまいがしたり湿疹が出るなど、さまざまな症状が出ておりました。

　しかし、動脈硬化症がほとんど消えている現在、どんなお薬を飲んでも全く副作用が出なくなりました。

　今から思うと、私は20代の頃から動脈硬化症の症状が出てきていたのだと思います。まだ、研修医だった頃、オーバーワークで（今も医師のみなさんの置かれている環境は同じかと思いますが）少し風邪をひいてしまい、帰宅して私の子供の風邪に処方されていたペリアクチンシロップ（抗ヒスタミン剤）を少し飲んでみたのですが、10分ぐらいしてから急に体が重たくなり、階段もしんどくて上がれなくなりました。

第9章　動脈硬化症が関係するさまざまな症状及び疾患の解説

まさに、副作用が出てしまったのです。

　しかし、動脈硬化治療を行うと、このような薬による副作用はほとんどなくなりました。
　私は耳鼻科医師なので、毎日が感染症との闘いです。患者さんから少しウイルスをもらってしまい、鼻がぐずぐずするなどのことが少しでも起こると、抗ヒスタミン剤を一時的に内服しますが、元気になった今では、どのような薬を飲んでも全く、何の副作用も出ません。

■ 薬を飲んで調子が悪くなる方は、血管年齢が高い

　このような経験もありましたので、私は当院へ来られる患者さんの中で、問診票に「薬を内服して調子が悪くなったことがある」と記された方の血管年齢を測定してみました。

　結果、ほとんど全員、血管年齢が上昇していて明らかな動脈硬化症があることがわかりました。
　特にひどいのは、薬を飲んでショックを起こされた経験がある方の血管年齢です。100歳をオーバーしている場合が多いのです。
　動脈硬化症と薬剤の副作用が関係しているメカニズムについては、いまだ研究途中ですが、おそらく以下のようなことではないかと推測しています。

　すなわち、動脈硬化症があると血管は炎症を発症します

が、そうなると、接する血液中にも炎症物質が流れます。その中に、異物である薬が血液中に流れると、何かしら正常ではない炎症反応が起こってしまう可能性が高いと考えます。

■ 動脈硬化症の改善により、アレルギー、免疫疾患も改善される

アレルギー抗体（IgE）は、リンパ球のB細胞と呼ばれる細胞が産生しているのですが、この生産量の調節を行っているのが制御性T細胞というものです。この細胞が、さまざまな免疫のコントロールを行っています。

しかし、アレルギー疾患がある患者さんの場合、末梢の血液中に制御性T細胞があまり流れていなかったり、機能が十分に発揮できていなかったりすることが論文で報告されています。

当院の治療によってアレルギー状態が改善することから、末梢循環が良くなって血管が隅々まできれいになると、制御性T細胞が十分に末梢血管まで流れるので、異常な免疫反応を抑えたり、IgE抗体の産生も抑制したりするのではないかと考えられます。事実治療前の血液検査で高かった好酸球やIgE抗体がかなり減少して正常化する場合もあることを確認しています。

以前、アシナガバチに刺されてアナフィラキシーショックを起こされ意識をなくされた経験のある方が、当院で動脈硬化治療を受けておられます。当初、その方の血管年齢は100歳を超えておりました。現在では、実年齢の60歳まで戻り

第 9 章　動脈硬化症が関係するさまざまな症状及び疾患の解説

ましたが、そうなると、治療前に高かったアシナガバチに対する IgE 抗体価も、ほぼ正常まで減少していきます。

　また、自己免疫疾患も、この理論と同じメカニズムであると考えられます。ただ免疫細胞がターゲットとしている物質が、外から体に入ってくるものなのか、あるいは自分の体内の物質に反応しているかの差であると思われます。

　当院に動脈硬化疾患の治療で来られる患者さんの中にもさまざまな自己免疫疾患をお持ちの方がおられます。治療経験のある疾患として、慢性甲状腺炎、重症筋無力症、ベーチェット病、慢性関節リウマチ、好酸球性副鼻腔炎などがありますが、治療がきっちりできた患者さんの場合、こういった疾患はほとんど治ってしまいます。特に、重症筋無力症とベーチェット病の治癒率が高いのです。こうした病気は難病指定されていますが、私としては、いずれも動脈硬化症による末梢循環不全が原因の免疫異常と考えています。

　こうした疾患をお持ちの方は、動脈硬化治療を試してみる価値が高いと言えます。

その15 皮膚がきれいか？
（しみ、ニキビ、吹き出物、湿疹、イボ、シワなど）

■ 動脈硬化症があると、皮膚トラブルが発生する

美肌になりたいと願っていらっしゃる女性は多いのではないでしょうか？

皮膚がきれいでない方は、動脈硬化症がひどい場合が多いので、注意が必要です。

特に、血糖値が正常値を超えている場合が多いことが当院の調査でわかっています。

また、アレルギー性の湿疹やアトピー性皮膚炎がある方には、動脈硬化症もかなり進んでいる方がたくさんおられます。

（例えば耳鼻科の湿疹の代表例である外耳湿疹を例にとると、当院を受診された151例中、血管年齢が上昇している割合はなんと85.4％もありました）

では、血糖値が高いと、どうして皮膚に影響が出てくるのでしょうか？

動脈硬化症の原因はLDLコレステロール値と血糖値ですが、特に血糖値が高いと、細かい血管障害が生じます。HbA1cが著しく高い糖尿病の方は、太い血管まで障害されますが、少し高めという方では毛細血管を中心とする微小血管に障害が発生します。

第9章　動脈硬化症が関係するさまざまな症状及び疾患の解説

　皮膚の表面の血管は、すべて細かい血管でできているので、これらの血管が障害されると、血管炎を起こして皮膚の炎症症状があらわれやすくなるのは当然です。

　また、獨協医科大学の前特任教授の渡辺健介先生が指摘されているように、抹消血管が血流障害を起こすと、流れている好酸球が破裂し、アレルギー惹起物質を放出することでアレルギー反応が起こりやすくなるのです。
　これにより単なる血管の炎症だけではなく、痒み、浮腫、腫脹などが皮膚にあらわれてきます。これはアレルギーで言われている IgE 抗体を介さずとも同様の反応が起こることを示しています。

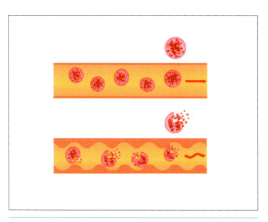

（図44）末梢血管での動脈硬化の有無による
　　　　好酸球の変化
（獨協医科大学前特任教授・渡辺健介先生のスライド改変）

この代表例としてストレス性のじんましんや寒冷じんましんが挙げられます。
　また、花粉症などのアレルギー疾患のある方の目の周りや口の周りがやや黒くなっている場合があるでしょう。これはこの部位が瞬きやおしゃべりなどで頻回に組織が動くので血流が絶えず変化しており、その結果として好酸球が誘導され破裂して炎症惹起物質が多く放出されるために他の部位よりも炎症を起こしやすく、その結果としての色素沈着なのです。
　また、アトピー性皮膚炎においても関節の屈側（曲げるとシワができやすい側）や首回りにできやすいのです。同じ理論で、この部位に血流の変化と血行障害が起こりやすいからです。
　このことから動脈硬化症のある皮膚では、さまざまな炎症反応が起こっているリスクがあります。

　また、血管の流れが阻害されると、皮膚にある皮脂腺、汗腺への血行が悪くなります。皮脂腺や汗腺からは、いろいろな物質が皮膚から分泌されるため、これらの部位では、元々、これを栄養源とする細菌が繁殖しやすいです。しかし、血行が悪いと、要らないものがたまったままになりやすく、感染防御のための免疫細胞や抗体も流れなくなるため、いつまでも皮膚に感染症の炎症が残ります。これがニキビにつながります。

　つい最近の欧州の論文で、ニキビができる方はニキビがで

きない方と比較すると、血糖値が高いことが報告されました。

このことも、私が何年も前から述べているデータを裏付けるものです。

乾癬と言われる疾患もそうです。乾癬は、以前から動脈硬化症との関係があるかもしれないと言われていましたが、当院でも乾癬の患者さんの血管年齢は高いということがわかってきました。そこで、そういった乾癬をお持ちの方に動脈硬化症の治療を行ったところ、全員完全にきれいになりました。このことから乾癬は、やはり動脈硬化症の一症状であったことがわかりました。

乾癬がある方にも、ぜひとも動脈硬化治療をされることをおすすめします。

■ イボなどの感染症も動脈硬化症で発生する

イボは、ヒトパピローマウイルスという弱毒性のウイルス感染が原因です。水イボもポックスウイルス属の中の伝染性軟属腫というウイルスの感染が原因です。これらの感染も、動脈硬化症が原因となっています。動脈硬化症により、皮膚の末梢血管の血流が低下すると、免疫が低下し、ウイルスや細菌、真菌などに感染しやすくなるためです。

そこで、動脈硬化症を治療すると、イボなどもできにくくなります。

■動脈硬化症によってシワが増える

　シワも同じです。年をとると、シワができるのは当たり前と思われますが、初老でもシワが多い方もいらっしゃれば、かなりの年配でもシワが少ない方もおられます。この差にも、血糖値が影響しています。先にも述べましたが、皮膚のコラーゲンと血糖値には密接な関係があります。
　皮膚の構成成分は、そのほとんどがコラーゲンでできていますが、コラーゲンが高血糖にさらされると、コラーゲン線維が断裂してバラバラになってきます。これが表面上はシワとなってあらわれてきます。
　ですので、高血糖だとシワが増えるのです。

■動脈硬化治療は、究極の美容法

　私が推奨するLDLコレステロール値と血糖値を守っていただくと、ニキビもイボもできにくくなり、また、皮膚の血管の炎症が治まるので、さまざまな湿疹にも有効です。さまざまな皮膚トラブルを効果的に予防できます。皮膚にシワができにくくなり、アンチエイジングにもなります。
　血管が若返って新陳代謝が盛んになるので、身体の内側から美しくなれる、究極の美容法と言えます。
　当院へ通われているご老人にも女性の方はたくさんおられますが、みなさんお元気ですし、実年齢よりも若く見えます。周りからもよく言われているようで、担当医師としては、うれしい限りです。

第9章　動脈硬化症が関係するさまざまな症状及び疾患の解説

その16　ハゲ、髪の毛が薄い

　ハゲや髪が薄いことにお悩みの男性の方は、多いでしょう。これも実は動脈硬化症の一症状です。

　ご存知のように、ハゲの遺伝子は確実に存在しますが、遺伝子だけで禿げるわけではありません。ここに動脈硬化症が加わってくると、頭髪が薄くなってきて禿げます。

　当院でも、禿げている方の血管年齢を測ると、みなさん実年齢より高いのです。診察においてハゲの方の血管年齢を測定したときに「正常」と判断された症例の記憶が全くないほどです。

　血管年齢が高いと、血液の末梢循環が悪くなります。毛根周囲の血流が落ちてくると、当然のことながら毛髪の発達が阻害されますので、禿げてしまいます。
　おそらく、ハゲの遺伝子をお持ちの方は、元々、この毛根周囲の血行が悪い方なのだと考えられますが、動脈硬化症によって、さらに血流が悪化して、ハゲや薄毛が進行してしまうのです。しかし、動脈硬化症があっても禿げない方もおられます。これらの方はハゲの遺伝子をおそらく持っておられないのだと思います。同じように、ひどい糖尿病の方でも全く禿げていない方もおられますから。

　私も60歳を超えますが、若い頃を思い出してみると禿げ

ている方の割合はそんなに高くなかったように思います。しかし、最近では若い方を見ても禿げている方が増えている気がします。やはり、若い方の動脈硬化症が増えている可能性が高いと考えます。

　動脈硬化治療をすることにより、薄毛が改善する方もおられますが、完全に禿げてしまって毛根組織自体が失われてしまうと、新たに組織が再生されるのはむずかしいでしょう。今後の再生医療の進歩が待たれるところです。
　もし、頭が薄くなってきているなら、体内で動脈硬化症が進行していることを疑ってみた方が良いと思いますし、早めに治療に取り組むのが良いと考えます。

その17　毎日のアルコール摂取、アルコールをやめにくい方

■アルコールは、動脈硬化症に悪影響

　当院は耳鼻咽喉科ですから、蓄膿、扁桃炎、気管支炎などの感染症の患者さんが多いのですが、診察を開始するとき問診票で必ず飲酒量のチェックをします。
　アルコールを飲むと、感染症は治りにくくなりますし、逆に炎症を促進してしまうからです。
　このチェックをしていて思うのですが、漫然とアルコールを飲まれている方が非常に多いのです。医師としては感染症を治療するため、どうしてもアルコールをやめるようにお願

いするのですが、みなさん、なかなかやめられません。アルコール依存症とは言えないまでも、それに近い状態だと感じます。そういう方は治療を行っても治りが悪いばかりか、アルコールをやめてもらっても、その後の治療に難渋することがよくあります。

　著者は以前からアルコールと動脈硬化症の関係が気になっていたため、一度そういう方を中心に血管年齢を集中的に測定した時期がありました。その結果は驚くべきものでした。
アルコールを常飲する方は、血管年齢が100歳を超える方が多く、著明な動脈硬化症が認められたのです。
　これでは、感染症が治りにくいのは当たり前です。血液があまり流れないので、免疫細胞や抗体も流れず、処方したお薬も吸収が悪い上に体内を巡らないので、治療に手こずってしまうのです。

　確かにアルコール自体は、一時的に血管を拡張させて血流を良くする性質があります。それだけならむしろ動脈硬化症に良さそうなものですが、私としては、その後の代謝物であるアセトアルデヒドが相当血管を傷めるのだと考えています。
　最近、海外の論文でも「量は少量でも、毎日飲酒されている人は動脈硬化症がひどい」等アルコールと健康についての報告が増えてきております。以前はアルコールは体にはよいとの意見がありましたから、みなさんびっくりされるかもしれませんが、著者自身は当院の多くの患者さんのデータを蓄

積した結果、かなり前からその通説にかなり疑問を持っておりました (参考論文12)。

　そこで、当院では動脈硬化症がひどくて治療のために来られてもアルコールを常飲されていて飲むのをやめられない方については、動脈硬化治療をお断りすることにしています。アルコールをやめない限り、いくら LDL コレステロール値と血糖値を目標値へ持っていっても動脈硬化症が全く良くならないことが経験的にわかっているからです。

では、どうして、身体に悪いとわかっていても、アルコールをやめられないのでしょうか？

　これについては、脳の動脈硬化症と密接な関係があるのだと考えます。
　脳に動脈硬化症があると、日頃から脳血流が悪くなっていますが、アルコールを飲むと、一時的に脳血管が拡張して血流が良くなります。この効果と、アルコールによる多幸感が、脳に記憶されてしまい、飲まざるを得ない依存状態になってしまっているのでしょう。

　当院に来られたアルコールを常飲されている270例の検査結果では、血管年齢が実年齢より高かった症例が89％です。また、動脈硬化症の危険域とされる ba-PWV の基本数値が1800 mm/s を超える非常に危ない症例が半数以上もおられます。

第9章　動脈硬化症が関係するさまざまな症状及び疾患の解説

　それほどアルコールは、動脈硬化症には良くないということです。

■ 動脈硬化症が改善するとアルコールを飲まなくなる

　こうした依存があっても、何とか我慢してアルコールをやめられる方は、動脈硬化治療を行うと血管年齢も確実に正常化します。

　私は、そういった状態になった方には、「毎日はダメですが、休肝日を作り、多少なら飲んでもらっても結構ですよ」とお伝えするのですが、ほとんどの方は飲むのをやめてしまわれます。その理由をお聞きすると「飲まなくても十分気持ちがよいので、飲む必要がなくなった」とおっしゃいます。

　確かに、以前は私自身もお付き合いで、浴びるほどアルコールを飲んでいた時期がありましたが、いまではすっかり飲まなくなっています。どうしても飲まなければならないときはたしなみますが、私の場合、飲んでも全く変わりがありません。あまり酔った感覚がないのです。

　それならば、ノンアルコール飲料で十分ですし、体にも良いので、できるだけそのようにしています。

　動脈硬化症に関しては、アルコールは百害あって一利なしということでしょう。

　それが結論です。

どうしてもアルコールが飲みたい方は、たしなむ程度にすべきですし、必ず休肝日を作りましょう。それができず、アルコールをやめられない方は動脈硬化症の治療がむずかしくなりますし、放っておくと深刻な状態が待っているリスクが高くなるでしょう。命がなくなってしまえば好きなアルコールも飲めなくなるのです。

その18　花粉症、喘息などのアレルギー疾患

　ここからはアレルギー疾患の代表例である花粉症について少し詳しく述べてみたいと思います。
　当院を受診された花粉症の患者さん235例の年齢分布とba-PWV検査のデータを図45、図46に示しています。まず、びっくりされるのは血管年齢が異常と出る割合でしょう。
　なんと、74％の患者さんが明らかな動脈硬化症を持っているのです。これは驚くべき高率な数値です。
　つまり、花粉症の患者さんの多くがかなりの動脈硬化症をお持ちだということです。
　アレルギー疾患の発生には動脈硬化症が大きく関わっていることを述べてきましたが、それはこの花粉症の大きな原因でもある動脈硬化症の治療をされると、花粉症の症状が消失、または軽減するからです。
　ではどうして動脈硬化症があると花粉症が出てくるのか？

　その辺りを詳しく述べてみたいと思います。その前に、図45に年齢分布が載せてありますが、これはこの疾患を理解

第9章　動脈硬化症が関係するさまざまな症状及び疾患の解説

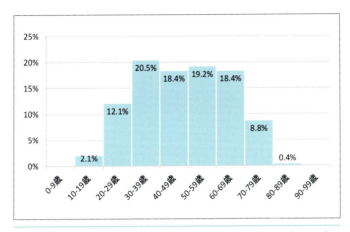

（図45）花粉症・アレルギー性鼻炎患者の年齢分布（n=235）

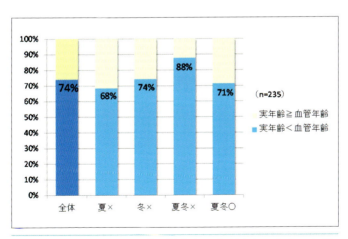

（図46）花粉症・アレルギー性鼻炎の患者さんのうち、血管年齢が実年齢をオーバーしている患者さんの割合（季節の好み別）

していただくためです。

　小児が少ないのは ba-PWV の精度上、血管年齢が正確に測定できないため測っていないので少ないのですが、問題は高齢者です。当院には老齢の方もたくさん来られますが花粉症は比較的少ないのです。

　このことはアレルギーの発生に動脈硬化症だけではない別の因子が関わっているからなのです。このことは後ほど詳しく述べましょう。
　動脈硬化症があると、どうしてアレルギーを発症するのか？　最近になっていろいろな興味ある発表がされてきて、免疫について詳しくわかってきています。

　先ほども少しアレルギーについては述べましたが、花粉症の主たる原因は、IgE 抗体と呼ばれる、いわゆるアレルギー反応を起こす抗体が体の中に増えることであり、本来は反応してはいけない外的な物質（花粉）に異常反応を起こして、鼻水やくしゃみ、痒さが出てくるのです。
　なぜ、この IgE 抗体が増えるのか？　これがいちばん問題なのです。抗体を産生するのは、リンパ球のＢ細胞という細胞です。この細胞の抗体産生をコントロールしているのがＴ細胞と呼ばれる細胞です。産生を刺激するのがヘルパーＴ細胞と呼ばれる細胞です。最近注目されているのが、これらすべての免疫細胞のコントロールをしている制御性Ｔ細胞と呼ばれる細胞です。つまりヘルパーＴ細胞や、Ｂ細胞の抗体産

生をコントロールしているのです。

実は花粉症の患者さんの血液中の制御性Ｔ細胞の数や機能に異常が見つかっています。相対的に末梢血中の制御性Ｔ細胞の数が少なくなっているのです。このためにIgE抗体の産生が抑制されず、アレルギー疾患が増加していると考えられています。

では、どうして制御性Ｔ細胞が末梢血液中に少ないのか？

そのひとつの大きな原因が動脈硬化症による抹消循環血流の低下であると考えます。当院の動脈硬化治療を行えば、症状がかなり改善されるからです。

治療に伴い、ほとんどの方はアレルギーの指標である好酸球という細胞も正常化します。

つまり、末梢循環が改善されて制御性Ｔ細胞が末梢まで十分に流れるようになり、免疫のコントロールが十分できるようになるからだと私は考えています。

また、先に述べたように渡辺健介先生が述べられている末梢血管と好酸球の関係も大切だと思います。末梢血管がきれいになりスムーズに血液が流れるようになると、好酸球が破裂しなくなり、不必要な異常免疫反応が起こらなくなるためだと考えます。

もうひとつ大切なポイントは、高齢者の花粉症の少なさです。

これは高齢だから花粉症が少ないのではなく、この年齢の

方々の生まれ育った環境なのです。

ここで、大切な免疫学的寛容というお話をします。

　人間の乳児期において「外的物質には異常反応を起こさないでおこう」という反応が体内で働いているのです。そうでないと外的物質、例えば食べるもの、触るもの、吸入するもの、すべてに免疫反応を起こしてしまい体がもちません。これを免疫学的寛容と呼びますが、つまりその間にできるだけたくさんの外的物質に触れていた方が良いのです。この間に体が接触した物に対しては、基本的にはアレルギー反応は起こりません。
　つまり、上に述べた老齢の方々は、生活環境が今のように衛生的でなくさまざまな物質に触れて育ってきたのだと考えます。
　逆に、今の若い人々にアレルギーが増加しているのは、あまりにもきれいな環境下で乳幼児期を過ごしているからでしょう。
　この理論を証明する論文はたくさん出てきています。例えば、アメリカにはキリスト教の一派で昔の生活をそのまま続けているアーミッシュという集団がいますが、彼らにはほとんどアレルギー疾患がありません。
　また、生まれたときから動物の毛皮の上で生活している子供にもアレルギー疾患が少ないケースや食器洗浄機を使う家庭は使わない家庭に比べるとアレルギー疾患が多いなどが例として挙げられます。

第9章 動脈硬化症が関係するさまざまな症状及び疾患の解説

いずれの例でも生まれたときからたくさん異物に触れている方が、アレルギーが少ないことがわかっているのです。現在は、衛生的な環境下で生まれ育ちますから当然アレルギーが増えてきているのです。事実、生下時にたくさんの異物に触れていないと、制御性T細胞自体の数が少なくなり、逆にたくさんの異物に触れていると細胞数が増えることが報告されております（参考論文13）。

最近、この免疫学的寛容を決定づける大きな試験がイギリスで発表され、世界的なニュースとなりました。
ピーナッツアレルギーを持つ両親から生まれた子供に対して、乳幼児期からピーナッツを経口負荷して発症を見た試験ですが、全くピーナッツアレルギーが発症しなかったのです。
小さい頃からいろいろな物質にできるだけたくさん触れていたほうが、制御性T細胞も増え、アレルギーが起こりにくいことがわかってきているのです。

では、いつごろから免疫学的寛容が始まって、いつごろまでが有効なのか？

それに関しては、まだ詳細な報告がありませんが、私は生下時からすぐに始まり、少なくとも生後6カ月までがいちばん大切な時期と考えています。

どうしてそう考えるのか？　ここに興味ある論文がいくつ

かあります。生まれ月によるアレルギー疾患の発症率を見た試験です。いずれも秋から冬に生まれた子供が、春から夏に生まれた子供よりもアレルギー疾患の発症率が高いという結果です。

　この事実から、秋から冬にかけては花も少ないし、昆虫などさまざまな抗原物質が春や夏に比べて少ないことが影響していると考えています。

　また、冬は寒くて乾燥するために血管が収縮して、皮膚からの抗原の吸収が悪いことも挙げられると思います。一方、夏は花粉や昆虫などさまざまな抗原がたくさん空気中に飛び、湿度もあり、汗をかいたりして、経口的、経鼻的、経皮的にたくさんの物質を吸収しやすい環境にあるためと考えます。

　汗をかくとそれだけ経皮的にいろいろな物質を皮膚に接触させる機会が増えるためと考えます。つまり、ここで述べたいのは、この季節のずれは、ほんの６カ月であることです。

　この結果から、生下時から生後６カ月の間が免疫学的寛容にいちばん大切であると私は考えています。

　これから生まれてくる子供さんをアレルギーにしたくなければ、この時期に汚い、抗原の多い環境下で育てるのがいちばんでしょう。

　もう一つ述べたいのは、現代の乳幼児の食育環境でしょう。

　私も電車に乗ることがあり、小さな子供さんを連れたお母

さんをよく見かけます。気になるのは、子供の機嫌が少し悪くなると、すぐに甘いお菓子を食べさせたり、甘いジュースを飲ませたりしている光景をよく見かけることです。
　これでは体が完全に炭水化物、糖質依存になり、なかなか抜けられなくなります。もうその時点で血糖値が上がり動脈硬化症を起こしつつある状態です。

　現代の子供さんのアレルギー疾患の急激な増加には乳幼児期からの過剰な糖質摂取が大きな影響をもたらしていることは間違いありません。

　60歳ぐらい以上の年齢の方には花粉症は多くありません。これ以上の年代の方の小さい頃を想像してみてください。よほどの金持ちでない限り、食事は質素でありましたし、お菓子もほとんどなく、おやつなどめったにありませんでしたから、糖質に関しては制限されていたと思います。
　また、三度の食事もお肉などはなく、たいていは魚が主でした（魚肉は先述の通り、血糖値には有効）。

　ところが、現在では子供たちのまわりは食べ物にあふれ、甘いものは余るほどあり、運動量の低下のために肥満が増え、深夜遅くまで起きて睡眠時間を減らし、勉強と言って塾通いをしてストレスがかかり、どう見てもアレルギーが増加するのは当たり前の状況です。
　私がこのような感覚を持ったのは、もう10年以上前のことです。当院は耳鼻科ですから風邪や蓄膿、気管支炎などで

子供の患者さんが来られ、聴診を行うたびに、子供の胸の音がおかしい、変な雑音が聞こえる、ということが増え、むしろ老齢の方の聴診が胸の音がきれいだなと思うようになっていたのです。喘息ほどではありませんが、子供の胸の音が汚いのです。その頃からだんだんと子供の花粉症が増えてきており、アレルギーの関係かな？　と考えたりしていましたが、やはり、現在になって喘息児が極端に増えてきており、その時考えたことが正解だったのだと思います。

　私が幼い頃は、子供たちの喘息はほとんどなく、痩せたガリガリの子が青白い顔をして、たまに養護室でゼーゼー言っているのを見かける程度でした。
　それぐらい痩せの子供しか喘息はいませんでした。痩せていましたので、当然、血管がものすごく細い子供さんだったのでしょう。血管が細いと、少しのLDLコレステロール値や血糖値の増加で血管が詰まってしまいますから喘息を起こしやすいのです。
　先に載せている図46の棒グラフで血管パターン別の動脈硬化合併率を見ていただけると、いま述べたように冬が苦手な血管の細い方と、夏と冬が苦手な血管の変化が激しい方の２つのパターンの動脈硬化症の程度がひどいことがわかっていただけると思います。

　また、血管が太く夏が苦手な方は、発生率がいちばん低く出ています。当院の動脈硬化症の理論と完全にマッチするデータです。

第9章　動脈硬化症が関係するさまざまな症状及び疾患の解説

　今は当時とは違って太った子供が増え、太ってもゼーゼー言っている子供がいますから血管が太い子供も喘息を起こしているということです。よほどLDLコレステロール値や血糖値が高いのでしょう。立派な成人病です。

　子供の患者さんには、あまり薬は出したくありません。炭水化物を減らし、運動をして、脂の多いお肉はやめ魚をたくさん食べて睡眠時間をしっかり取ればアレルギー疾患を軽減できる可能性は十分にあると思います。

　このことは、花粉症にも言えることです。私が医学部の学生だった30年以上前は、子供の花粉症など皆無でした。大人の花粉症も当時の講義で習ったのは確か27人に1人ぐらいの割合でした。今は3人に1人の割合ですから、いかに日本人の健康状態が悪くなっているのかがわかります。みなさん、気を付けましょう。たかが花粉症、されど花粉症。立派な動脈硬化疾患なのですから。

ここにアレルギーについてのまとめを書いておきます。

　まず、生下時の衛生環境が良すぎて、免疫学的寛容が十分に行われていないことと、それに伴う制御性T細胞の減少が大きな要因であること。

　次に、現代生活の不健康さから動脈硬化人口が増え、末梢血管に十分に制御性T細胞が流れなくなってしまっていること、この二つの要因がアレルギー疾患の増加を引き起こしていると考えます。

たかが花粉症とは考えずに、動脈硬化治療で改善できるものですから積極的に治療されることを期待しています。もちろん、重症の喘息でも遅くはありません。当院の治療を行っている患者さんの喘息は症状の軽い重いにかかわらず全員回復しています。

その19　がんや良性腫瘍のできている方

　腫瘍が発生している方の血管年齢がオーバーしている割合も、高いのが特徴です。動脈硬化症で末梢循環が障害されると、がん免疫（腫瘍細胞をやっつける抗体、リンパ球、白血球）が働かなくなり、がん細胞を殺せなくなってしまいます。これが、がんが増殖するいちばんの原因です。
　当院で動脈硬化治療が完成した患者さんには、がんの発生

**当院を受診した癌患者さん９０例の
（ba-PWV）血管年齢と季節の好み**

90例中血管年齢が実年齢より上昇していたのは76例で
84％であり高率に動脈硬化の合併を認めた。
季節の好みでは、冬がダメな方が58％、夏がダメな方が24％、
夏も冬もダメな方が14％、夏も冬も正常な方が4％の結果となり、
動脈硬化を起こしやすい、冬がダメと夏も冬もダメな患者さんで
全体の72％を占めることが分かった。
この事は動脈硬化があると末梢循環が悪くなり、癌免疫が働きにくくなることを示している。又動脈硬化を起こしやすい血管パターンの人が癌を多発していることを示している。

（図47）

第9章　動脈硬化症が関係するさまざまな症状及び疾患の解説

は今のところ全く認めません。

　不まじめな患者さん（血糖値のコントロールがうまくいっていない患者さんやアルコールを飲む方）だけ注意しておけばよいのですから。当然の結果として、このような患者さんのがんが見つかる確率はかなり高いのです。

　がんの発生と血糖値には大きな関係があります。がん細胞の主要なエネルギーはブドウ糖です。PET-CT検査は、がんの検索に有効とされていますが、あの検査は体の何を調べているのか？　ご存知でしょうか？

　PET-CT検査は体内の血糖の分布を診ているのです。がん細胞は増殖に多量のブドウ糖を必要とするためにブドウ糖のたくさん集まっているところを探せば、そこに、がんがあるということなのです。

　がん治療で炭水化物ダイエットが有効であることや実臨床として応用されていていることを述べましたが、当院の治療は、それ以上ではないかと考えています。

　なぜなら当院の治療は、LDLコレステロール値もコントロールするために免疫細胞が末梢循環に潤沢に流れるからです。炭水化物ダイエットをして、がんに餌を与えない兵糧攻めで効果があるなら、当院ならではの治療はそれ以上の効果が認められると考えています。

　当院では、がん治療のために動脈硬化治療を行っている方

が数名おられますが、当院が本格的に動脈硬化治療を開始してもう8年目になります。

　現在までに、きちんと治療に取り組まれた方でがんでお亡くなりになった方はおりません。炭水化物依存があり、どうしても血糖値がコントロールできなかった1名がお亡くなりになっただけです。そのがんも肺がんの中の扁平上皮がんという極めて難治で抗がん剤も効果がないものでした。数カ月の余命という宣告を受けておられましたが、それでも数年はご存命でした。そのほかのがん、例えば肺がんの小細胞がん、オペ不能であった前立腺がんなどの患者さんはおられますが、みなさん健在です。それも長期の年月です。

　まとめますと、当院の動脈硬化治療は、がん細胞に栄養である糖を与えない、と同時に末梢循環を完全に回復して、がん免疫細胞を十分に流すという両方の作用を有しているのです。

　現在の日本の医療にかかる国家予算を考えると、老人の増加と新しいがん免疫剤（オプジーボなど）の増加で大変な事態になっています。このオプジーボなどの免疫製剤は一人の肺がん患者にかかる費用が3000万円を超えるとも言われています。その上に75歳以上の患者さんに対する効果はあまりないことがわかってきており、大変な事態となってきているのです。みなさん他人事のように思われているかもしれませんが、これが現実です。出来るだけ国家予算に影響を与えない為にも自分の体の健康には自分で責任を取る、そのためには自己管理をすることを肝に銘じて頂きたいのです。病気が増え難病や不治の病が増えるだけ医師への負担は増え、疲

弊してゆきます。ここで少し厳しい意見を医師として言わせていただくと、現在の患者さんは何でも医師任せにしすぎると思います。少しミスをすると訴えられ、真剣に患者さんを診ようと思わない医師が増えても当たり前の状況です。気持ちはよくわかります。しかしこれだけは言わせて頂きたいのですが、患者さんを悪くしようと思って治療している医師は一人もいないということです。日本の患者さんは過保護すぎると思います。

この本を執筆した大きな理由の一つが今上に述べたことでもあります。みなさんが苦しんでいる病気の多くの原因が動脈硬化症である以上、ある程度の生活改善や心がけで大きく変わる可能性があるからです。

その20　所謂、慢性肺疾患をお持ちの方

慢性肺疾患とひと括りにしていますが、さまざまな疾患が含まれます。

例えば、慢性気管支炎、肺気腫、慢性細気管支炎、慢性気管支喘息などです。最近は、こういう慢性の肺疾患を「COPD」と呼び、テレビでも流れていますので、ご存知の方が多いと思います。喫煙が大きな原因であると報道され、医師もそう考えられている方が多いと思いますが、一部分は正解でも、根本原因は全く違います。

ここで触れるのは特発性肺線維症などの難病指定の病気や間質性肺炎なども含みます。当院ではこれらの疾患をお持ちの患者さんの診察を何例も行っていますが、BMIは16〜18

くらいです。**血管がものすごく細い方々なのです。**

　喫煙との関係が言われていますが、当院で治療している患者さんは喫煙歴のない方も多いのです。いずれの方も血管年齢が高く動脈硬化症がひどく、肺組織自体に血液が流れていません。『動脈硬化症と血管パターンが発病の大きなポイントである』ことなど想像できないと思います。その為、コレステロール値や血糖値のコントロールなど全く行われていません。

　極めて血管が細い方は少しのLDLコレステロール値の上昇や血糖値の上昇によって簡単に血管が詰まってしまいます。

　肺の血管が詰まってくると、すぐに感染症を起こしますし、アレルギーも起こりやすくなり、また血管炎を起こし肺に慢性的な動脈硬化症による炎症を起こしてしまいます。

　これが慢性肺疾患の基本的な原理です。

　では、どうしてさまざまな病気に分かれるのでしょう。そこは、その方が持っている遺伝的背景なのだと思います。アレルギー素因の強い方はおそらく慢性気管支喘息が出るでしょうし、好中球などの一般細菌に対する免疫を担っている白血球の機能の悪い方は慢性気管支炎を起こし、いつも黄色い膿性の痰が持続的に出てきます。

　元々、血管が細い方々ですから血管収縮作用の強いタバコは、さらに病態を悪化させますので良くないのですが、発病の根本的原因ではありません。

第9章　動脈硬化症が関係するさまざまな症状及び疾患の解説

　上に述べたように動脈硬化症が原因ですので、この方々に当院の治療を行うと驚くほど症状が良くなります。

　来院時は血液中の酸素濃度も低いのですが、治療が完成すると正常の方の酸素濃度またはそれ以上になり、息苦しさがほとんどなくなります。当然、肺の血流量が増えて血管自体がきれいになりますので、感染症に強くなりますし、アレルギー反応も消えます。また、動脈硬化症が引き起こしていた血管炎も消えますので、まさに最適な治療法と言えるでしょう。

　こういう方の現在の一般的治療は、気管支拡張剤の投与やステロイドの吸入や内服、間質性肺炎や肺線維症などでは、さらに免疫抑制剤の追加投与が行われます。このような状態では実は危険なのです。なぜならこの方たちの多くの危険因子は風邪です。少しこじらせて気管支炎を起こせば、すぐに肺炎に進展して、命取りになるかもしれません。理由はステロイドも免疫抑制剤も感染抵抗を極端に弱くしてしまうからです。その上に、ステロイド剤の副作用がLDLコレステロール値の増加と血糖値の増加ですので、根本原因である動脈硬化症はどんどん悪くなってしまいます。

　基本疾患を悪くして、その上に命取りの感染症に最も悪い薬が適応となっているのですから死亡率が高いのは当たり前でしょう。

　一方、私がすすめる治療は慢性肺疾患の基本原因である動脈硬化症を改善し、肺の血流を増やすために感染症にもかか

りにくくなります。血管炎自体も抑えるために肺そのものの炎症がなくなり、もし仮に風邪をひいても血流が良いので薬がよく効くために全くこじれなくなります。

　当院の慢性肺疾患の患者さんは、そもそも風邪をひかなくなります。まさに、理想的な治療といえましょう。

　次に、難病である特発性肺線維症の症例を示してみます。70歳男性で、診断が確定しており、ステロイドと免疫抑制剤の投与を受けておりましたが、自覚的にはまだ呼吸苦があり、薬の副作用で食欲低下、全身のむくみがあり、全身倦怠感もひどく、そのために治療を中断されていました。

　その後、呼吸苦はひどくなり、夕方から38度の発熱が出現して、当院を受診されました。図48に初診時の胸部X線写真を示しています。左肺の下方（向かって右）に網目状に

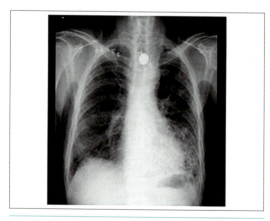

（図48）70歳男性　肺線維症初診時X線写真

第9章　動脈硬化症が関係するさまざまな症状及び疾患の解説

白くなった部分があります。これが典型的な肺線維症の所見で、肺の部分が炎症で線維化して白く見えるのです。

　発熱も38度あり、炎症反応のCRPも上昇していました。血管年齢も高く87歳となっていました。ステロイドや免疫抑制剤は全く使用せず、すぐに動脈硬化治療を開始しました。

　開始後4日で発熱も治まり、呼吸苦もなくなり、CRPも0.0と正常化して体が楽になられたようです。

　次にお見せするのが治療後2カ月の胸部X線写真（図49）です。

　レントゲン写真を見ると、以前あった左下肺野の線維化は完全に消えており、胸部聴診音もきれいになり全く雑音が

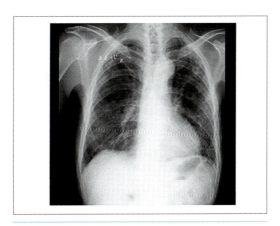

（図49）動脈硬化治療2カ月後X線写真

しなくなりました。末梢酸素濃度は99％となり、現在、頑張って仕事をされています。慢性肺疾患の代表例です。

　これぐらいの治療効果があるということです。もちろん、血管年齢も治療後１カ月で実年齢に戻っています。

動脈硬化症の治療は、出来るだけ早めに行うべき

　当院を受診される多くの患者さんの中にも、ときどき「もう少し様子を見ます」と言われたり、治療の延期を希望されたりする方がおられますが、これは大きな間違いです。

　本人としては気がついていないかもしれませんが、LDLコレステロール値や血糖値が悪い場合、動脈硬化症は加速度的に悪化するからです。気づいたときには、もはや手遅れになります。

　当院では、相当悪くなってから「ひどくなったから治療してほしい」とおっしゃる患者さんは基本的にお断りしています。ひどくなった動脈硬化血管を良くすることは、私は治療に対してかなりの神経を使い、むずかしいからです。

　動脈硬化症の治療では、血糖値とLDLコレステロール値を目標値に持っていかないと回復しません。ただ、動脈硬化症がひどくなったケースにおいて血管から動脈硬化症が取れてくると、一気に血液が流れ出すため急に体内の血流の状況が変わり、一時的に体調が非常にアンバランスな状態になります。

　例えば、頭の血流が乱れると、一時的にめまいや耳鳴りがひどくなったり、起立性低血圧による眼前暗黒感や頭痛が起

第9章　動脈硬化症が関係するさまざまな症状及び疾患の解説

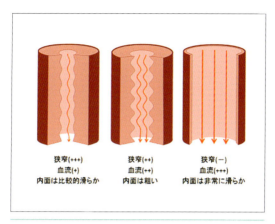

（図50）動脈硬化治療による血管の変化

こったりしますし、筋肉痛や肩こりの悪化などが起こることも多いです。ごくまれに喘息発作を起こしたり、じんましん、血管炎などを一時的に起こしたりする場合もあります。

　これらの症状を少なく、何事もなく経過させることは、相当むずかしく、かなりのテクニックが要ります。当然、私の心配やストレスが増えることになります。

　こういった諸症状は、動脈硬化症が軽度な場合、軽く済みますが、重度になるほど、重くなることは容易に推測できますし、患者さんにとっても負担が重くなるのです。

　このようなことがあるので、軽度の時に様子を見ておいてひどくなってから治療してほしいという患者さんは、お断りすることになってしまうのです。動脈硬化治療は早めに行うに越したことはありません。

動脈硬化症の治療は、継続的に行う必要がある

　ところで、いったん動脈硬化症が良くなったら、放っておいても一生良い状態が続くとお考えでしょうか？

　そのようなことはありません。ある程度の内服薬の継続は必要ですし、体も動かさず、暴飲暴食をしていると動脈硬化症は簡単に元に戻ってしまいます。そこで、まじめに治療に取り組んでいただけない方は、この治療には向いていません。
　例えば、アルコールの項でも述べましたが、毎日少量でもアルコールを飲み続けると、動脈硬化症がかなりひどくなることは、もはや世界の共通認識となっていますし、また当院における調査によっても明らかです。
　私は、アルコールをやめるよう患者さんを説得して治療をおすすめしますが、やはりどうしてもアルコールをやめられない方もおられます。そういった方の治療はお断りするのですが、意外とそういう方が多いことは、極めて残念なことだと感じています（厚生労働省は喫煙に関してはかなり効果があったと考えており、今度はアルコールにシフトするという話が聞こえてきております）。

一般に行われている健康診断について、ひとこと

　健康診断についても、少し述べてみたいと思います。
　結論から言うと、検診などで血液検査を受けても、あまり

第9章　動脈硬化症が関係するさまざまな症状及び疾患の解説

意味がありません。

よほど、LDL コレステロール値や血糖値が高ければ、「治療したほうがいいですよ」と言われますが、そのような方はあまり多くないのです。

医師の間でも LDL コレステロール値が高くても放置してしまうことがよくあります。

つい最近まで、日本の動脈硬化学会のガイドラインによると、LDL コレステロール値が140 mg/dl 以上ある場合、少なくとも 120 mg/dl 未満に下げないといけないことになっていました。

しかし、このガイドラインですら、いまだに医師の間できちんと共有されていません。

また、このガイドラインの基準が甘すぎることも問題です。アメリカでは明らかな動脈硬化症を認める場合は、LDL コレステロール値が 70 mg/dl 未満、最近のガイドラインでは 55 mg/dl 未満にすべきとされています。これが世界のスタンダードなのです。

最近、ようやく、日本の動脈硬化学会が提示しているガイドラインにおいても、「明らかな動脈硬化疾患がある場合、LDL コレステロール値を 70 mg/dl 未満にするように」とされました。当院では、8年前から LDL コレステロール値は 80 mg/dl 未満にすべきであるとして、動脈硬化治療を行ってきています。

日本の医療はこのような状態ですから普段の検診でのコレステロール値や血糖値の数値では、どなたも引っかからないのは仕方ありません。
　このようなことから私は健康診断で血液検査をしてもあまり意味がないかもしれないと申し上げています。
　しかし、もちろん健康診断は大切です。胃がんの検診、胸部のレントゲン、心電図、便潜血など、特に大切な検査です。

　問題はこれらの検査が正常でも、動脈硬化症の存在はなかなかわからないということです。

当院の動脈硬化治療は、健康寿命を延ばす唯一確実な方法である

　冒頭でもご紹介したように、2012年に*BMJ*（『ブリティッシュ・メディカル・ジャーナル』）というイギリスの権威ある医学雑誌において、興味ある論文が発表されました。健康診断を受けても受けなくても、寿命に差がないという結果を示したものです。
　むしろ、健康診断を受けて治療を受けた人には医療費が発生してしまうので、無駄なお金が使われているとして、現在の医療体制を批判しています。

　私がこの論文を持ち出したのは、現在、行われている治療の多くが「対症療法」に過ぎず、健康寿命を延ばす効果を示

第9章　動脈硬化症が関係するさまざまな症状及び疾患の解説

していないからです。

　本当に健康寿命を延ばす意味のある治療は当院の提唱する「動脈硬化治療」であると思います。
　動脈硬化治療で来られる患者さんの主訴も合併した副症状もさまざまです。

　頻繁な肺炎発作や難治性慢性副鼻腔炎、感染症なども多いですし、慢性甲状腺炎、慢性関節リウマチ、ベーチェット病、重症筋無力症などの難病、特発性肺線維症などの自己免疫疾患で来られる方もおられます。代表的な動脈硬化疾患である脳梗塞、脳出血、狭心症、心筋梗塞、難治性高血圧などの循環器疾患の治療目的で来られる方も当然おられますし、慢性気管支喘息やアトピー性皮膚炎、好酸球性副鼻腔炎などのアレルギー疾患、がんの再発予防や治療目的で来られる方もおられます。
　上記の疾患も、当院における詳細な調査により、患者さんの ba-PWV（血管年齢）が高いことから動脈硬化症が密接に関係していることが明らかになっています。
　また、これらの疾患はどれも日本人の死因の多くを占めています。つまり、日本人の死因の多くは動脈硬化症が原因になっているということです。
　当院における動脈硬化専門治療を頑張って続けると、これらのさまざまな恐ろしい疾患から解放されます。

　まさに、上記で紹介した *BMJ* でテーマとなっていた、「費

用対効果のある唯一の治療法」である可能性が高いと言えます。継続的に治療に取り組めば、顕著に健康寿命を延長することができると信じ、私は日々治療に臨んでいます。

治療対象とならない患者さんについて

以上、動脈硬化治療の有効性を述べてきましたが、中には治療ができないケースがあります。それは、以下のような患者さんの場合です。

1）アルコールを常飲していてやめられない方。
2）炭水化物に依存性があり、ある程度の炭水化物の制限ができない方。
3）1週間に2〜3日、30分程度の散歩ができない方。
4）偏食傾向が著明で、当院のすすめる食事方法を実践できない方。
5）血糖測定器を持って、自分の血糖値を測ることができない方。
6）血管が細い冬が苦手な方で、元来食が細い方。偏食が過ぎる方。
治療では、炭水化物の制限が必要です。その結果として体脂肪がかなり減ってしまうので、たんぱく質や脂肪をある程度しっかりと摂る必要が出てきます。食が細くて体の代謝に最低限必要なエネルギーを摂れない方は、体が衰弱してしまいますので、治療はむずかしくなります。

第9章　動脈硬化症が関係するさまざまな症状及び疾患の解説

7) 薬のアレルギーが出てしまう方。
動脈硬化症があると、薬に対するアレルギー反応が出やすいのです。しかし、治療の際にはコレステロール値や血糖値の薬が必要です。それぞれ、たくさんの種類の薬がありますが、アレルギー反応のために、これらの薬が内服できないと治療はむずかしくなります。

8) ご老人の方で、動脈硬化症が相当ひどくなっている場合。
動脈硬化症の治療を開始すると、短期間ではありますが、いろいろな副反応が出てきます。それに耐えられない方の場合、一人暮らしで急激な症状の出現に対処できないときには、治療をお断りしています。しっかりした同居者がおられて、急な症状の変化が起こったときに、私とすぐに連絡が取れて、対処ができる場合には、ある程度治療可能です。

9) 当院の動脈硬化治療（本書の内容）が理解できていない方。
何の目的で何のお薬を内服しているのか理解できない方は、申し訳ありませんが治療対象にはなりません。

10) 治療を継続できない方。
せっかく血管年齢が元に戻って元気になられても、それはあくまで治療を続けているからであって、治療を中止すると元のLDLコレステロール値や血糖値に戻ってしまいます。血管年齢も簡単に元に戻っ

てしまうために危険です。そこで治療は継続して行っていく必要があります。継続に自信のない方は当初からお断りしています。せっかくきれいな血管になったのにやめられるようでしたら当院の治療の努力も水の泡となります。

　こういった方の場合、治療が不可能なことがありますので、ご注意下さい。

終章　あとがき

　最後に、私が提唱する動脈硬化治療の意味するところをまとめて本書を終えたいと思います。
　今回は私の専門とするところの難聴、めまいを中心として動脈硬化症とその治療法について述べてきました。
　このことは、めまいや難聴以外にも、あらゆる疾患に対する根本的治療法として応用可能です。
　当院の治療目標は、血管年齢の正常化だけではありません。
　それよりもっと向こうの目標として、細かい血管の動脈硬化症を完全にきれいにすることを目的にしています。
　当院のLDLコレステロール値と血糖値の目標値をクリアーすると、確実にこの目標を達成できます。
　現在の医学では、こうした細かい血管の状態を把握する方法はないとされていますが、当院におけるさまざまな間接的観察によって血管内の環境を確実に改善しきれいにすることができていると考えます。

　末梢血管の動脈硬化症が原因と考えられるのは、感染症、アレルギー疾患、自己免疫疾患、がん、各動脈硬化疾患など、重要な疾患ばかりです。
　当院の治療法に従って動脈硬化症を改善すると、人間は完全に恐ろしい疾病から解放される可能性が高いと考えています。
　現在、日本人の平均寿命が世界のトップ水準であること

は、みなさん、よくご存知であると思います。

しかし、既に述べた通り、平均寿命と健康寿命との差が相当あることも重要な事実です。

老人人口が急速に増えている現在、この問題を解決できるのは当院の動脈硬化治療であると私は確信しています。

現在、行われている世界の治療の多くは対症療法の域を超えていません。多額の医療費がかかっているにもかかわらず、根本治療の域に達していないのです。

私が理想とするのは、みなさんに元気になっていただき、寿命が本当の意味で（動脈硬化疾患によってではなく）尽きるまで、元気に暮らしていただいて、社会に対してもそれぞれの立場で貢献をしていただけることです。

当院の治療目標数値は、極めてシンプルですが、いざ、治療を実施してみると、かなり大変です。

このことは、特に医療関係者にお伝えしたいです。

動脈硬化治療法は、目標値が一見簡単に見えても、かなり奥が深く、多くの知識と経験を要します。

そのため生半可な知識や理解で、絶対近づかないでいただきたいのです。

そうしないと大きな危険を伴います。

図51に示しましたが、いきなり血管がきれいになるわけではありません。途中経過として血管内面が荒くなり、血流は増えるものの流れが乱れる時期が必ず訪れます。その時にさまざまな症状を起こしてきます。めまい、難聴、立ちくらみ、喘息発作、じんましん、血管炎、頭痛、筋肉痛など、そ

終章　あとがき

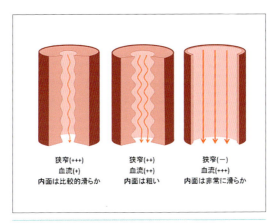

（図51）動脈硬化治療による血管の変化

の患者さんによって症状は異なります。

　しかし、この状態でもしっかり目標数値を確保しないと、この状態から乗り切ることはむずかしいですし、治療には熟練と経験を要します。
　また、この状態は血管年齢と実年齢の差が大きいほど、ひどくなることは私の経験から明らかです。
　ですから、出来るだけ動脈硬化症がひどくないうちに治療を開始するのが良いのです。

　数年前、ある医療コンサルタント系の会社から動脈硬化治療の講演依頼があり、当院の治療に関心をお持ちのドクターに集まっていただいて講演をしました。その聴衆の先生方からぜひ本として出版してほしいとの要望があり、今回の出版

につながりました。そして、その講演を聞いてくださった医師のお一人から地元の医師会が正式に依頼をするので、講演に来ていただきたいとのお話があり、そちらの地方へ出向いて講演を行いました。その後の懇親会で数名の医師からぜひとも教えを請いたいので患者さんの診察と医師への指導を行ってほしい、と頼まれたため1カ月に2〜3回のペースで現地へ赴き、診療を行い、指導を行っていたこともあります。

　現在もその医師から患者さんの治療方針について頻繁にメールが届きます。

　このように、私が付き添って指導を行わないと、この治療の習得はむずかしいのです。
　ひとりひとりの医師に対し、マンツーマンで教えていく必要があります。短期間でのマスターもむずかしいので長期的な視点で臨んでいただきたいと思います。

　私の真の目的は、できるだけたくさんの医師に、この治療法を習得していただき、多くの患者さんを元気にしていくことです。
　どうか、この本をお読みいただいた方のできるだけ多くの方が動脈硬化症の本当の恐ろしさに気づいて治療を開始し、また多くの医師の方が自覚を持って動脈硬化治療に取り組んでいただけたら、それに勝る喜びはありません。

医療法人　土田医院
土 田 博 夫

参考文献

(参考論文1) 健診と死亡率
Krogsbøll LT, Jørgensen KJ, et al. General health checks in adults for reducing morbidity and mortality from disease: Cochrane systematic review and meta-analysis. *BMJ*. 2012 Nov 20; 345: e7191.

(参考論文2)
Hiroo T. Blood-pressure-reducing Effects of Anti-low-density Lipoprotein Cholesterol and Anti-hyperglycaemic Treatments in Patients with High Vascular Age for Chronological Age: *Can Blood Vessels Really be Rejuvenated?*. J. New Rem. and Clin. Vol. 63 No. 5: 70–78. 2014.

(参考論文3)
Hiroo T. Effect of Arteriosclerosis Treatment on Hypertensive Patients with a Family History of Age-related Arterial Stiffening. J. New Rem and Clin. Vol. 64 No. 5: 36–45. 2015.

(参考論文4) COSMOS STUDY
Toru K, Shinji K, et al. Effects of Rosuvastatin on Lipid Profiles and Small Dense LDL Cholesterol Concentration in Patients with Hypercholesterolemia. J Cardiol Jpn Vol. 7 No. 2: 77–85. 2012.

（参考論文５）　ローゼンの論文
ROSEN S, OLIN P; HEARING LOSS AND CORONARY HEART DISEASE, Bull N Y Acad Med. 1965 Oct; 41 (10): 1052–1068.

（参考論文６）　LDLコレステロールと赤血球の変形能
丸山徹「生体膜とコレステロール及びスタチン」*MEMBRANE*, 34 (5); 2009, 246–248.

（参考論文７）
Huang Y, Cai X, Mai W, Li M, Hu Y, et al. Association between prediabetes and risk of cardiovascular disease and all cause mortality: systematic review and meta-analysis. *BMJ*. 2016 Nov 23; 355.

（参考論文８）
Gerstein HC, Miller ME, et al. Long-term effects of intensive glucose lowering on cardiovascular outcomes. ACCORD Study Group. N Engl J Med 2011 Mar 3; 364(9): 818–826.

（参考論文９）
北川泰久「片頭痛と脳梗塞」『臨床神経学』54巻、12号、2014：1000–1002.

（参考論文10）
Inoue M, Sobue T, et al. Impact of body mass index on the risk of total cancer incidence and mortality among middle-aged Japanese: data from a large-scale population-based cohort study—the JPHC

study. Cancer Causes Control. 2004 Sep; 15 (7): 671–680.

(参考論文11)
Allen NB, Siddique J, Wilkins JT, et al. Blood pressure trajectories in early adulthood and subclinical atherosclerosis in middle age. JAMA. 2014; 311 (5): 490–497.

(参考論文12)
Stockwell T, Zhao J,et al. Do "Moderate" Drinkers Have Reduced Mortality Risk? A Systematic Review and Meta-Analysis of Alcohol Consumption and All-Cause Mortality. J Stud Alcohol Drugs. 2016 Mar; 77 (2): 185–198.

(参考論文13)
Lluis A, Depner M, Gaugler B, et al. Increased regulatory T-cell numbers are associated with farm milk exposure and lower atopic sensitization and asthma in childhood. J Allergy Clin Immunol. 2014 Feb; 133 (2): 551–559.

土田　博夫 (つちだ　ひろお)

昭和58年愛媛大学医学部卒業。滋賀医大耳鼻咽喉科医局入局。昭和59年洛和会音羽病院耳鼻咽喉科医長。昭和61年高島市民病院耳鼻咽喉科医長。平成7年医療法人土田医院開業、院長。耳鼻咽喉科医師として地域医療に携わる傍ら、動脈硬化専門治療を積極的に行い、現在に至る。

【学位】
平成6年、滋賀医大、博士号（内耳研究）
めまいの基礎的研究である「眼球偏位のトポマッピング」

【関連学会】
日本耳鼻咽喉科学会専門医
眩暈平衡科学会会員
日本顔面神経学会会員
日本動脈硬化学会会員
日本高血圧学会会員
抗加齢学会会員

すべての病気の根本に動脈硬化あり

2018年4月18日　初版第1刷発行
2021年8月12日　第2刷発行

著　者　土田博夫
発行者　中田典昭
発行所　東京図書出版
発売元　株式会社 リフレ出版
　　　　〒113-0021　東京都文京区本駒込 3-10-4
　　　　電話 (03)3823-9171　FAX 0120-41-8080
印　刷　株式会社 ブレイン

© Hiroo Tsuchida
ISBN978-4-86641-115-6 C0047
Printed in Japan 2021
落丁・乱丁はお取替えいたします。

ご意見、ご感想をお寄せ下さい。

[宛先] 〒113-0021　東京都文京区本駒込 3-10-4
　　　東京図書出版